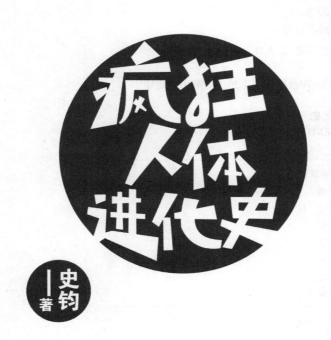

CRAZY
EVOLUTION OF
HUMAN BODY

疯狂人体进化史

著 史钧

重庆出版集团 重庆出版社

图书在版编目（CIP）数据

疯狂人体进化史 / 史钧著. -- 重庆：
重庆出版社，2018.10
ISBN 978-7-229-13176-0

①疯… Ⅱ.①史… Ⅲ.①人体—进化—历史
Ⅳ.①R32-091

中国版本图书馆CIP数据核字（2018）第107752号

疯狂人体进化史
FENGKUANG RENTI JINHUASHI
史钧　著

策　　划：	华章同人
特约策划：	马志明
出版监制：	徐宪江　伍　志
责任编辑：	陈　丽
责任印制：	杨　宁
营销编辑：	张　宁
插画作者：	波　比
封面设计：	主语设计

重庆出版集团
重庆出版社　出版

（重庆市南岸区南滨路162号1幢）

北京天恒嘉业印刷有限公司　印刷
重庆出版集团图书发行有限公司　发行
邮购电话：010-85869375
全国新华书店经销

开本：787mm×1092mm　1/16　印张：16　字数：187千
2018年10月第1版　2023年11月第6次印刷
定价：39.80元

如有印装质量问题，请致电023-61520678

目 录

第1章　双脚走出来的进化

第2章　人为什么不长毛

第3章　肤色中隐藏的进化奥秘

其实，
你不懂自己的身体

很多人都错误地以为，我们每天面对自己的身体，因而熟悉每一个细小的部位，该凹的地方凹下去，该凸的东西凸出来，应该没有什么难以理解的现象。其实，你根本不懂自己的身体。只需一个小小的问题就足以难倒各位身体拥有者，比如为什么男人和女人都有阴毛而只有男人才长胡子？这是典型的科学问题而不是庸俗的玩笑。类似的问题还可以问出几箩筐，这些问题都与人体进化的策略有关。

只要你愿意，你对每一寸皮肤的每一次抚摸几乎都可以带出一大串问号。比如，人为什么不长毛？人的肤色与阳光有关吗？为什么男人和女人的生殖器官构造如此精致奇妙而又极具想象力？为什么很多动物都定期发情按时交配，在发情期之外则寂寞无语、心如死灰，视异性如无物，而人类却持续发情隐蔽排卵，体内时刻涌动着的春潮般的性激素不断地驱动着他们费尽心机地寻找心中的挚爱伴侣，一旦坠入爱河两情相悦便发誓永不分离直至天荒地老，然后整天黏在一起，以至于不惜牺牲个人自由而组成家庭，甘心用婚姻的枷锁把自己锁在爱人的身边。

本书就是要系统地讨论如此这般看似荒谬实则非常严肃的科学问题。奇妙的是，许多问题居然并没有标准答案。关于人类的身体，很多科学家都提出了自己的观点，而且理所当然地认为自己完全正确。麻烦的是，很多观点彼此不同甚至截然相反，各派学者你方唱罢我登场，最后却没有权威人士上台收拾局面。当一个问题出现如此乱象时，起码可以得出这样的定论——这个问题还没有定论，争吵会继续。有些学者在反驳他人观点的同时，自己也不知不觉地陷入了荒唐的深渊，最后只能仰天长叹：人体之谜真是太深奥了！

还有什么比欣赏科学家难堪更有趣的事情呢？如果你闲来无事，何不和我一起来"欣赏"他们遭遇的智力困境呢？看看他们到底如何解答此类基本问题，然后又被别人批驳得遍地鸡毛。而要理解这些争吵的真相，就必须先对自己的身体有一定的科学认识，否则有些讨论就可能流于色情。本书将努力避免给读者留下这种错误的印象。

当以严谨的态度认真考察人体问题时，我们便会发现，我们的身体已经被忽略得太久了。长期以来，我们专注地探索自然——人类的足迹上天入地、钻山探海，甚至有人在密林深处数十年如一日地观察黑猩猩，回过头来才蓦然惊觉，我们对自己身体的研究竟然像是从未开垦的处女地。有些人几乎每天都要抚摸别人的肉体，却从来没有思考的欲望。面对肉体，只有生理的冲动而缺少冷静的研究，当然很难发现人体结构的内在进化逻辑。

我们的身体浑然一体妙手天成，但每一个器官都不是凭空而来的，而是由水母之类的原始动物慢慢进化而来，是一连串数不清的自然选择反复运作的结果，从冷血的两栖动物不断演化为恒温的哺乳动物，进而通过灵长类的阶梯进化为人。

可以肯定地说，我们人类绝不是起源于美洲，美洲只有猴子，没有猩猩，也没有猩猩的化石；澳洲就更没有希望，那里连猴子都见不到；亚洲和欧洲都有古猿化石，但都不如非洲东部发现的化石古老。在没有发现新证据之前，承认人类起源于非洲是比较符合逻辑的态度，这一起源说远比各种神话传说更加令人信服。在古老的印度史诗中，人类是被某只鸭子从泥里踢出来的。如果真是那样，北京烤鸭肯定会记恨它们多事的祖先。

正因为我们是从原始的古猿演化而来，从悠远的蛮荒岁月走到如今，所以血液里仍然充满了远古的蛮荒气息。我们从古猿那里继承了基本的身体框架结构，又对这个架构做出了重要修改，最终变成现在的模样——脱掉了满身毛发；双脚直立行走；用双手制造工具；眼睛向前观察立体的彩色图像；鼻子和耳朵尽可能地收集更多的外界信息；大脑对这些信息不断进行加工处理，随时计算出我们所处的地点和行走的方向，不断评估身边岁月的流逝和光阴的变换；我们的皮肤色泽鲜明；我们的生殖器官与古猿的早已似是而非；我们的肉体看起来更加浑圆性感充满诱惑。诸如此类，不一而足，这些都证明我们早已经与古猿分道扬镳。

但这并不表明我们已经摆脱了自然选择的控制，自然选择的"魔爪"一直潜伏在生命的深处，漠然地控制着每个精子和卵子，深度影响着它们结合的命运。没有人能逃脱自然选择的摆布。欢乐与悲伤，都不过是神经冲动的结果；内敛与深沉，亦不过是微量的激素在暗中操纵；无影无形的基因则躲在细胞的最深处，默默掌控着人体的所有反应，同时也掌控着人类的命运。

从某种意义上来说，人类进化的历史就是身体进化的历史。人类的行为，甚至历史的宏观变化趋势，都无法超越身体结构的制约。要是没有直立行走，女人就不可能表现出亭亭玉立的曼妙身姿，男人也无法器宇轩昂健步如飞；两性的顺利结合需要大量醒目的性信号，这些若隐若现的性信号不断构建着我们的外表；如果没有挺立的乳房，也就没有丰满的嘴唇，其间的联系错综复杂，却真实存在，因为几乎所有嘴唇都曾接触过乳房；女人遭遇的生育困境为一夫一妻制奠定了坚实的基础，并进一步引导了文明的发展；身体甚至还是战争的发源地，所有战争的根本目的都是为了满足身体的需要。身体结构在某种程度上也决定了战争的胜败。在冷兵器时代，北方游牧民族为了对抗寒冷的气候，必须进化出更加高大的身材以降低单位能量的损失，这种自然选择的结果在对南方民族作战时会占据一定的体能优势。

身体进化的每个环节都隐藏着难以参透的玄机，每个细微的变化都潜伏着令人击节赞叹的博弈，每个成就都蕴含着复杂的进化逻辑。

现在，就让我们共同来揭开每个人身体中的进化奥秘——我们将彻底解读身体的来龙去脉和前世今生，洞察身体结构的微妙变化与宏观影响，根究人类为什么长成这样而不是别的模样，探索身体结构蕴含着的基本科学逻辑。最终我们会明白，人类是进化的结果，而不是设计的产物，并为大自然的创作连声称奇。

这是一次真正的身世之旅，是每一个人的大历史，你一定会为自己复杂曲折的历史演化过程而放声惊叹，同时伴随着各种复杂的生理反应，然后是更多的惊叹。

不要犹豫。来吧！

第 **1** 章

双脚走出来
的进化

　　不管你是否承认，我们都再也
爬不回去了。直立行走是自然选择
赋予人类的金钥匙，不经意间触发了
一个巨大的进化开关，从此启动了不可
逆转的演化进程，持续刺激人体的其他
特征不断出现，指引着人类大步迈向文明。

关于人类的进化，在很长一段时间之内都是巨大的谜团。从达尔文开始认真思考人类的起源，到如今已有 150 多年。已有的科学体系表明，人类的进化至少延续了数百万年之久，这是一个漫长的过程，我们不可能用如此漫长的时间认真讨论每一个细节，否则故事刚刚开始听众就已满头白发。最简单的方法是探寻人体进化的因果逻辑，快速扫描我们走过的历程。为此，我们必须从最基本的人体形态特征谈起，那就是直立行走。我们的祖先从远古走到如今，并指引我们不断走向未来。人类之所以在地球上呼风唤雨，主要依靠的是完美的身体结构，借此才得以从蒙昧的野兽进化成为讲究礼仪的社会性动物，只是我们每天都在直立行走，对此司空见惯，因而没有把直立行走的好处放在心上。事实上，直立行走是自然选择最伟大的壮举。

可很多人对自己的身体没有自信——没有猎豹跑得快，没有袋鼠跳得远，没有山猫灵巧，没有老虎凶猛，甚至连狗都不如——嗅觉比不过人家，吃屎的态度也不如人家坚决果断，只因为消化功能太弱而味觉系统又太挑剔。其实，诸多自卑都源于对自身的无知。简单的事实是，如果有人坚持用四肢爬行，不出几天，就会对直立行走的意义刻骨铭心。至少没有了尾巴的保护，肛门和生殖器官将很快成为敌人攻击的重点目标。

尽管很多人对自己的身体感到不满，但其实那已经是绝佳的造型了。我们的身体是进化的杰作，是自然选择数百万年试错的结果，比任何理想化的设计都更理想。

从一只
叫"露西"的猩猩
说起

既然人类是从其他动物进化而来的，从四足行走到直立行走之间必然有一个变化的过程。现在就让我们跨越时光的河流，向遥远的过去探寻这个伟大进程的起点，但我们很快就会发现这个起点并不容易找到。

每个人都可以亲自证明推定人类何时直立有多困难。你可以采访自己的父母，请他们明确说出你在哪一天从爬行状态改为直立行走，尽管你的父母非常爱你，但估计很难说清楚那个值得纪念的时刻到底是几月几日星期几，更不用说准确到上午 8 点或者下午 3 点了。直立是一个缓慢渐变的过程，你的父母每天让你壮实一点点，你从满地乱爬到扶手站立再到迈开双腿，这些过程不会在一天之内完成。不过要是你改变提问方式，问自己在哪一年直立行走，他们基本可以告诉你准确答案。

这是个简单的逻辑，对过去事物的推断，时间范围越大，确定性就越强。

同样的道理，我们不应指望人类学家告诉我们明确的人类直立时间表，我们所能期望知道的是，人类大致在哪一个百万年开始直立。

直立行走可以从化石中找到坚实的证据。我们与四足行走动物在骨架结构上明显不同，外行都能看出其中的区别。直立行走的第一个重要特征是足弓。足弓对直立行走来说非常重要，除了提供必要的弹性，走路更省力气，还能保护大脑免受步行的巨大冲击，否则跑着跑着就跑成了脑震荡，无论如何也算不上是适应性状。足弓还证明早期人类放弃了攀爬树木的习惯，如果试着用脚握住一根木头，你就可以看出自己和猴子的区别——具备其他灵长类动物都没有的足弓，那是现代人类独有的典型特征。如果某具古老化石的脚骨存有足弓，大致可以证明他生前曾经直立行走过。

直立行走的第二个重要特征是骨盆。骨盆就是一个骨质的盆，里面可以放很多东西，包括胎儿。但它又不是一个普通的盆，它还可以起到骨架枢纽的作用，上面承接着脊椎，下面连接着大腿。可以想象，因为直立行走，人类的骨盆必须更加强壮，才足以支撑起上半身的重量。因此，考古专家可以通过骨盆化石，断定化石的身份是人类还是猩猩、男人还是女人、成年人还是婴童。

直立行走的第三个重要特征是膝盖骨。这块骨头并非人类所独有，四足行走的陆生哺乳动物都有，它们都能弯腿。人类的膝盖骨不只保证双腿能够弯曲自如，还必须承担弹跳奔跑时的大力冲击，因此膝盖骨更大更硬更结实，下跪时也更加麻利洒脱。只要看到如此与众不同的膝盖骨化石，基本可以断定它属于可直立行走的人类。

要想知道人类究竟何时开始直立行走，考古学家的任务就是到处挖化石。这件事情看似简单，实则不易，其难度不亚于大海捞针。很多人都有一个错觉，以为现在已经挖出了很多人类化石，但那些躺在棺材里的都不是化石，而只是尸体，至多是骷髅，可能具有历史意义，却很少具有考古价值。确有研究价值的 100 万年以前的人类化石，只有区区几具，而且还不完整，但聪明的研究人员仍然从这几具化石中发现了人类直立行走的蛛丝马迹。

第一个证据来自大名鼎鼎的露西。

1973 年，科学家在埃塞俄比亚一个考古现场有了重要发现，他们进行挖掘工作时正在收听一首摇滚歌曲，这首歌的主角名叫露西，大家便决定将新发现的古猿化石命名为露西。这位露西后来名扬天下，所有古生物学家都熟悉这个名字的含义——露西被称为"人类的祖母"。对于被深埋在地下数百万年、籍籍无名不识字的陌生人来说，这个名字真是一个意外的惊喜。"祖母"一词并非戏称，根据露西的骨盆，可以判断出尽管她只有 12 岁，但应该已经生过孩子了。原始人的性成熟极早，他们会抓住一切机会怀孕生子，而且完全没有避孕概念。

从骨骼来看，露西的足弓非常明显，表明她已经可以长时间直立行走。从 1974 年起，人类学家相信，人类直立行走的历史已有 320 多万年，那正是露西的考古年龄。

露西还为"人"的概念提供了一个金标准：直立行走。按照这一标准，露西被认为是当时发现的最早的直立人，很长时间以来都被作为人类的起点，直到 2005 年才发现了另一具年代更为久远的人类化石。这次是个男人，地点仍在埃塞俄比亚。令人惊奇的是，这具化石竟然高达 1.5 米，甚至有可能是 1.7 米，这远超考古学家的预期，毕竟露西的身高才刚刚超过 1 米。所以，这个男人被称为大个子，他拥有一双长腿，骨盆更像现代人，可以熟练地靠双腿行走。人类直立行走的时间因此又提前了 40 万年。

为了对年长者表示尊敬，人们将这个男人命名为"露西的祖父"，虽然从伦理上来说这是不可能的事情。

但这还不是人类最早的直立行走时间，仅仅过了几年，美国《科学》杂志于 2009 年连续发表了 11 篇论文来表达他们的惊喜。科学家从埃塞俄比亚的一堆库存化石中找出了新的线索，他们拼凑出了一副完整的女人骨骼，并把这个女人命名为阿尔迪。为了确定阿尔迪的生活年代，研究人员前后花了十几年时间，最终给出的结论是：440 万年前——足足比露西早了 120 万年。

与露西不同，阿尔迪并不孤单。考古学家在相同地区已发现 30 多具骨骼化石，只不过稍显破碎零散，需要更多的时间加以拼凑。阿尔迪身材很小，脑容量与黑猩猩的相似。从骨盆可以判断出阿尔迪无疑已经开始直立行走，只可惜她的脚是平足，不能远距离奔跑，但无论如何，她的双手已经被解放了出来。此外实在不能提出更高的要求，因为直立行走已经是一个巨大的惊喜。

为了再现阿尔迪的生活环境，研究人员在当地收集了 15 万件动植物化石，以便重建远古场景。结果意外地表明，那里曾经是茂密森林覆盖下的广袤平原，陪伴阿尔迪的有猴子、羚羊、孔雀等。这一研究成果带来了新的麻烦，特别是大片森林的存在，似乎与以往稀树草原的预期很不相符。此前认为，由于森林消失，古猿不得不到地面生活，这才导致了直立行走。可是阿尔迪明明居住在大片森林里，绿荫如盖，古木参天，其间猿猴如梭，花鸟如织，一片生机繁华景象，那么以前的理论该如何处理呢？

新旧观点冲撞，很快引发了一场激烈的争吵，核心涉及一个严重的问题：人类到底什么时候开始被称为人？或者说，阿尔迪到底能不能算作人？如果她不能算作人类，此前的人类进化理论当然就不会受到影响。

在一些人类学家眼里，阿尔迪仍是一种猿，因为生活在地上，所以被称为地猿；生活在树上的，就被称为树猿；生活在山里的，就叫山猿了。一系列的考古发现表明，这三种猿似乎都有资格作为直立行走的开创者。也就是说，要是以直立行走作为金标准，有很多本来应该叫作猿的动物都变成了人。

正当科学界被远古的化石弄得焦头烂额时，仍然活着的红毛猩猩也出来捣乱了。英国学者通过野外观察发现，红毛猩猩在树上有时也会直立行走，它们踩着树枝两腿交替前进，像杂技演员一样谨慎而认真。更令人吃惊的是，它们的行走姿态与人类的非常相似，膝盖和臀部舒展大方，动作比黑猩猩的还要漂亮。黑猩猩双足行走时，膝关节被迫弯曲，身躯也没有直挺起来，就像是佝偻的老者；而红毛猩猩则摆出昂首挺胸的姿势，它们的生殖器便堂而皇之地暴露出来。

红毛猩猩是唯一生活在远古栖息地的巨猿，它们始终没有下地，存活的年代也比山猿和地猿更为久远。它们在无声地暗示着一种重要的可能性：古猿可能在下地之前就已具备了直立本领。

这样一来，下地生活就不能作为直立行走的必要前提了——红毛猩猩没有下地，也照样直立行走。这与最新的考古发现基本一致，那些六七百万年前的古猿都生活在多树环境中。

为了解决这些理论冲突，研究人员提出了新的假说，他们相信猿类早就能够直立行走了，树猿至少在树上直立行走了2000万年左右，下到地面以后，仍然保持直立的姿势——人类只是继承了这一古老的模式而已。至于黑猩猩与大猩猩用指关节着地的四足行走模式，应该是后来改回去的，指关节着地绝对不是正确的行走策略，明显是勉强凑合的权宜之计，其他四足动物都没有这么干的。

这些困境意味着，人与动物之间的界线突然变得模糊起来。要是仍然坚持直立行走的金标准，人类的起源年代可能要深深扎进动物界中去，很难说清楚我们到底何时为人。而如果有很多动物都能满足"人"的金标准，这个金标准也就失去了价值。

人类学家面临着两个选择：要么重新定义人的概念，更清楚地划分人类的势力范围，明确排除其他动物；要么扩大人的外延，接纳黑猩猩与猩猩等都算作人类，毕竟它们也有些许的直立行走能力。我们凭借直立而被叫作人，它们为什么不可以？

但接纳太多的动物与人类平起平坐并非易事，很少有人能放得下内心作为"人"的尊严。我们也确实很难同意那种长着巨大獠牙的猿类也能算作是"人"，否则人类的社会结构将变得更加复杂。你能想象在食堂打饭时前面排着一个浑身臊味的黑猩猩吗？

如果我们坚决不愿意与黑猩猩为伍，剩下的方法只有一个：改变人的定义。

好在研究人员已经学乖了，他们知道单一的标准不合时宜，正确的做法是拿出复合的标准，把直立行走、牙齿、脸形、盆骨等多种特征统统考虑进去。限制因素越多，符合标准的候选者就越少。

从猿到人之间的变化完全符合达尔文的渐变论思想，而在逐渐改变的事物中间，基本不存在一条非此即彼、非黑即白的清晰界线，告诉我们界线那边是古猿、界线这边是人。我们必须学会接受灰色地带的存在。

推而广之，任何一个生物类群的起源都不是瞬间事件，而是复杂和连续的过程。人类的出现是漫长进化过程的典型代表，我们不断出现新的特征，比如直立行走、膝盖骨变硬、足弓出现、下肢变粗、面部变得扁平等，还有使用语言、自我意识萌生等。

这些不断出现的特征使得我们不断成为人。只有这样严格而复杂的定义体系，才会让其他所有动物都望尘莫及。它们要想和我们平起平坐，至少要学会打招呼、拥抱、握手、聊聊天气情况，或者谈谈家乡的美景和曾经心爱的女孩，对未来的生活有什么长远的打算等。它们一定会知难而退！

既然人类的进化是复杂而漫长的过程，直立行走只是其中的一个重要环节，我们也就不必根究人类到底是何时直立的了。

为什么能
"站着活"
就一定不能"趴着"

　　难以确定人类直立行走的时间,并不意味着要停止对直立行走机理的探索,我们仍然可以退而求其次,追问另一个有意义的问题:是什么样的自然压力迫使人类祖先直立行走?用大白话说就是:直立行走能带来什么好处?

　　有人会怀疑,如果连直立行走的时间都难以确定,还有可能回答其他问题吗?一件事情找不到开端,又怎么能说清楚存在的理由呢?

　　其实那是两码事,直立行走的时间固然重要,但并不是非常重要。正如我们每天都要起床一样,只要起床后认真工作,那一天仍然有意义。尽管我们可能记不清自己到底是几点起床,但无论是八点起床还是九点起床,只要从躺着状态起来了,我们就可以问另一个问题:为什么要起床?是饿了,是渴了,还是尿急了?

　　同样的道理,就算不知道人类直立的具体时间,我们也完全可以追问:人类为什么要直立行走?是饿了,是渴了,还是有其他五花八门的原因?

　　而这个问题似乎可以回答。

2006 年，土耳其出现了一个奇特的家庭，这一事例偶然打开了一扇人类进化的天窗，或者可以使我们窥探到人类直立行走的生物学原因。

土耳其没有实行计划生育政策，以致有一个家庭一共生养了 19 个孩子，其中 5 个完全失去了直立行走的能力，只能靠手脚爬行，语言和行为也大大倒退，说话像猩猩一样大声吼叫。更为严重的是，这 5 个孩子没有时空概念，不知道自己身在哪里，也不知道季节变化和日月推移，只能日复一日地以相同的心情生活在狭小的空间里，不悲不喜，无欲无求。无独有偶，2011 年底，人们在伊拉克也发现了类似的家庭，有 3 个兄弟只能用四肢爬行，与那个土耳其家庭如出一辙。

这两件事震动了科学界，说明直立行走的意义远远超过其行为本身，那不仅仅是骨骼排列的问题，极有可能还与语言和智力发展密切相关。尽管有人认为那只是家庭照顾不周的恶果，但这方面的研究仍然立即成为热门。经过基因分析，证实那些爬行的孩子，身体中与直立行走相关的基因发生了突变，同时导致小脑受损，丧失了行为控制能力，从而引发了一系列的行为改变。进一步的研究似乎证明，在直立行走与爬行之间，或许只有一两个基因的差距。我们可能在一念之间站了起来，也可能继续爬行，这要看那个关键的基因有没有发生随机突变。

对于直立行走而言，基因突变只是生物学原因，或者叫作近因，而我们想了解的是进化原因，又叫作远因，或称终极原因。只有了解了终极原因，才能真正了解人体进化的意义——生物学的终极原因也就是进化原因。

那么，直立行走的终极原因何在呢？

数十年前有个极为流行的观点，认为直立行走是为了腾出前肢，去制造并使用石器工具，并最终把前肢变成了手。这种观点在新的证据面前已经完全站不住脚，人类直立行走的时间要比石器的出现早了至少100多万年。也就是说，大约在100多万年的漫长岁月中，人类根本没有用自己的双手制造过任何石器工具，但他们的前肢已经变成了手。

此外还有很多相关理论，比如认为直立的主要意义在于恐吓对手，突然站立意味着身材猛地高大了一倍。棕熊和北极熊在战斗之前都要站立起来威胁对手，以图不战而胜。如果古猿突然直立，极有可能轻轻松松吓跑敌人。但这一理论的困境是，现存的黑猩猩和大猩猩同样会用站立的姿势威胁敌人，特别是银背大猩猩，勃然大怒时捶胸顿足雷霆万丈，但它们并没有因此而获得直立行走的上乘功夫。

另一些学者认为，在空旷的草原上，食物稀少而分散，为了照顾家庭，古猿不得不从很远的地方把食物和水搬运回住地，这样就必须腾出手来直立行走。还有人说古猿需要用双手抱着婴儿，所以导致直立行走。这些说法都很难被学术界认可。我们后面将会讲到，古猿是因为直立行走才导致需要怀抱婴儿，而不是怀抱婴儿导致直立行走。

最近有学者认为，直立行走的终极原因可能与节省能量的生存本能有关。在自然环境下，哪怕节省一点点能量，都意味着有更多的生存机会。为了验证这一想法，研究人员给黑猩猩戴上小面罩测量氧气消耗量，然后让黑猩猩与人在跑步机上赛跑。结果非常惊人，人类直立行走所需的能量只是黑猩猩的1/4左右。也就是说，在相同运动距离的情况下，如果黑猩猩需要吃四根香蕉补充能量的话，直立行走的人类只需要吃一根就够了。节省下来的能量可以做很多事情——可以更好地发育，也可以更好地繁殖，甚至在闲极无聊时和同伙玩个恶作剧，从而学习更多的社交技能。

节省能量还意味着另一种可能。人虽然与黑猩猩吃掉相同数量的香蕉，

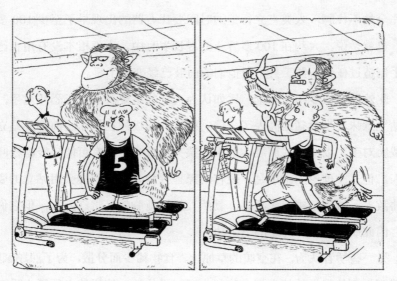

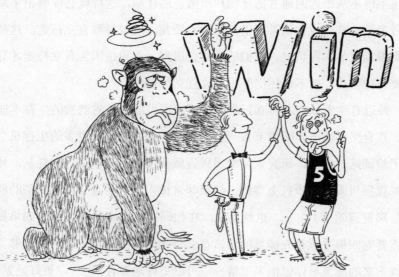

▲ 黑猩猩与人在跑步机上赛跑，在相同运动距离的情况下，人类消耗的能量只是黑猩猩的 1/4 左右。也就是说，如果黑猩猩需要吃四根香蕉补充能量的话，人类只需要吃一根就够了……

却可以比黑猩猩走出更远的路程。而走得越远，找到食物的可能性就越大，人类因此而迈上了征服世界的行程。可黑猩猩仍然被限制在远古栖息地举步维艰，就因为运动消耗太大，没有走遍全球的资本。虽然这一观点仍有争议，但黑猩猩的运动范围不如人类开阔，这是确定无疑的事实，它们很少贸然走出自己熟知的丛林。

运动范围也限制了黑猩猩的食谱，它们不得不长时间咀嚼大量营养贫乏的叶片，其中大都含有难以消化的生物碱和其他有毒物质。摄取和消化这些叶片占用了太多的时间。既然每天要花十几个小时吃树叶，再花两个小时解决大便，当然没有充足的时间展开哲学思考，所以它们不需要更大的脑袋。

这个理论听起来蛮不错，但仍然不能说服反对者。反对这一观点的人认为，这一研究虽然找到了双足行走在能量方面的巨大优势，却不能解释这样的追问：既然直立行走能节省如此多的能量，为什么只有人类学会了这一"功夫"？其他动物干吗不一拥而上，或者早就直立行走？

事实上，这是一个阶梯性的问题，台阶总是要一步一步跨上去，我们需要回答的是相比于其他灵长类动物，人类为什么要直立行走，而不必回答其他动物为什么不直立行走。那不是解决问题的简洁方式，只会引发越来越多的疑问，多到任何人都无法招架——世界上的动物种类实在太多，我们不能都去比较一遍。而只与灵长类动物比较时，节省能量这一个理由就已足够，而且直立行走还带来了另一个意外的好处，就是受到阳光直射的面积大为降低，本来我们整个后背都暴露在强烈的阳光下，无遮无挡，一览无遗。直立以后，热辣的阳光大多被脑袋挡住，而脑袋上方正好顶着浓密卷曲的头发，头发里充满了空气，可以进一步隔绝源源不断的热量。

且直立时身体可以远离酷热的地面，古猿可能就是经受不住地面高温的煎烤而不得不站立起来。当初没有直立的古猿，要么仍然躲在丛林里当猩猩，要么都被晒成了原味肉干。

可到底是什么因素使得古猿从丛林中出来，到太阳底下暴晒呢？既然那么多猩猩、猴子都可以继续待在丛林中，为什么古猿不可以？

这需要一个强有力的理由。

"摄食理论"认为：这个理由是食物，没有哪种动物不被这一因素所驱使。古猿主要食用小型食物，比如树上的果实和地面上的草籽。当古猿在一起摄食时，很多都会蹲坐起来，有的甚至直立身体去抢夺果实，并快速塞进嘴里，否则就只能吃些落在地上或者直接掉到嘴里的碎屑。

在荆棘密布的灌木丛中，直立摄食的效果更好。灌木丛中到处都是多汁的嫩叶和美味的浆果，但又不方便直接爬上去采摘。像采茶姑娘那样直起身子显然能摘到更多鲜嫩的食物，早期人类也在荆棘丛中巧妙地练出了一双飞花摘叶手，不然扎得满手是血只会徒然增加细菌感染的可能性，而灵活的双手需要强大的大脑支持，这是一个复杂的演变过程。

食物还是驱使早期人类不断迁徙的重要动力。他们起初没有家园意识，也不会种植庄稼，走到哪儿吃到哪儿，整个大地都是他们的免费食堂，把一个地方的食物吃光后就迁移到另一个地方再吃，大自然无条件地提供足够的迁移空间，他们就这样沿着食物的方向无目的地游荡，从不回头。由于不断开拓新的领地，食物也就越来越丰盛，到处都移动着肥美的肉团，比如猛犸象和梅花鹿等，还有一些大型鸟类因为此前从没见过人类这种奇异的两脚行走的动物，所以根本不知道害怕。捕猎有时是如此容易，甚至刚把火堆搭好，四周就已经站满了待烤的野味，偶尔还有急不可待的野鸡会落到他们的肩上。如果不去四处行走，当然很难遇上如此好事。

摄食理论后来经过了改造，不一定非要在地上，在树上也照样说得通。水果往往长在细小的枝条末梢，那里不足以承受过多的重量，要是能腾出手来抓住其他树枝以减轻压力，会摘得更多的水果，这就是红毛猩猩沿着小树枝直立行走的原因，它们的前肢必须抓住高处的树枝，才不至于在摘到果实之前就踩断树枝跌落下去。这一猜测与实际观察颇为相符：红毛猩猩并不是在所有树枝上都直立行走，而只在粗细适当的树枝上才这么干，如果树干足够粗壮，它们仍会伏下身去手脚并用地前进，因为不担心压断树枝。

下面这个观点可以看作是摄食理论的变异版本。很多灵长类动物在树上都会玩出各种杂技式的动作，最令人印象深刻的大概是手臂悬挂在树枝上来回摇荡，这就是臂悬运动。这种运动方式不但可以方便灵长类动物采摘果实，还有助于它们从一棵树荡到另一棵树——总蹲在同一棵树上坐吃山空肯定不是长远之计。事实上，在研究人员看来，臂悬运动是从树上到达地面的过渡形式。当远古非洲草原有着成片森林被证实后，这一理论似乎更有说服力。在草原与森林的混合地带，食物分布时断时续，早期人类为了吃到更多的食物，不得不常常从一片森林走出来，快速穿过草原到达另一片森林，为了获取食物而不断上树下树，原本就已成形的直立行走动作得到强化，最终彻底站立起来。

意料之中的是，这个理论的弱点也同样明显。

黑猩猩和大猩猩等人类的近亲与人类有着几乎相同的摄食需要，它们与早期人类的食物竞争直接而激烈，赤膊上阵展开残酷的肉体对决也是可以想象的情景。既然早期人类拥有了先进的直立行走技能，肯定在生存竞争上占据优势地位，那为什么没有在相同的生态位上消灭这些近亲呢？似乎反倒是早期人类被排挤出了丛林走向了草原，天理何在？

更深层次的原因可能与气候变化有关。古猿被迫下地是形势所迫，而非食物使然，更不是受到了黑猩猩或大猩猩的迫害与排挤。这就是经典的"气候变化理论"。

东非古猿曾经居住在绵延起伏、无边无际的绿色森林中，整天在树冠层来回攀缘，饿了就吃些水果，偶尔也吃昆虫之类的小动物，闲看飞云横渡，卧对晨雾晚霞，过着悠然自得的田园生活。如果没有意外发生，它们大概永远也不会从树上下来，只要不被摔死，树上远比地面安全——很少有大型捕食动物会爬树。

但世上没有亘古不变的天堂，横越万里的东非大森林同样如此。

大概在1000万年前，由于地壳运动，岁月之刃无情地在地面切了一刀，东非大地慢慢从中间裂了开来。大裂谷西边，水墨画般雾笼云罩的莽莽森林依然葱郁，古猿的日子依然闲适，丝毫没有改变生活习惯的想法，它们的后代一直生活到了现在，那就是黑猩猩、大猩猩和狒狒，此外还有倭黑猩猩，也就是比黑猩猩小一号的黑猩猩。它们全都浑身毛发，社会关系混乱，没有语言也没有文字，只能用小一号的脑袋玩些算不上阴谋的阴谋，为的只是谋取更多的香蕉以及更多的交配权。

可是在大裂谷东边，情况却越来越糟糕，远处吹来的热风使得降雨不断减少，森林随之大片消失，到处树叶枯萎，春花零落，大地日渐萧条。原本生活在树上的古猿无树可爬，又无法跨越巨大的裂谷，最后只有一个选择——下到地面生活。

东非大裂谷撕裂了古猿的进化过程，最终迫使它们演化出了直立行走的姿势。古猿从树上来到地面，是人类形成的重要一环，也是人类进化史上著名的"东方的故事"。

漫长的岁月裹挟着变化莫测的风雨惊雷，不断摧动着进化的历程。刚到地面的古猿面临着极其严峻的生活考验，它们在草丛中无法看得更远，为了认清前进的方向，不得不努力站立起来，从而带来了意想不到的好处，它们的视野更加开阔，它们能够找到更多的食物、发现更安全的住所，相应地，也有更多的伙伴，从而生育更多的后代。大约在600万年前，第一批直立行走的古猿终于出现了，它们站在进化的起跑线上蓄势待发，只是双腿的力量还稍显薄弱。

后来，非洲草原的自然环境慢慢恶化，干旱越来越严重，很多物种经不住环境变化的考验，渐渐灭绝了。大量古猿也渴死在干枯的草丛中。值得庆幸的是，我们的祖先顽强地坚持了下来。根据粗略估计，在过去600万年里，至少有11种原始人类在进化过程中悄然消失。在自然选择面前，从来不需要怜悯和同情，需要的是智慧和勇气，以及不断交配的决心。

值得庆幸的是，所有这些特质我们从未丢失。

人类"前肢"的功能进化

从鲸鱼到老鼠，所有哺乳动物都有前肢，它们的前肢在进化上叫作同源器官。哺乳动物的前肢大致具有相似的功能，无非行走、攀爬和获取食物等，只是蝙蝠改用前肢飞翔；鲸鱼学会了游泳；黑猩猩等灵长类动物则开始学着制造并使用简单的工具，有时还会为对方梳理毛发。无论前肢的功能如何变化，仍有着基本相似的生理结构，最主要的特征是五根指骨，熊猫似乎多出了一根拇指，但那只是假象。大自然发明了一种有用的工具后，就会不断修修补补以充作新的用途，而懒得做出大的改动。

为了表示区别，我们习惯于把人类的前肢称为手。直立行走解放了双手，使我们的前肢出现了巨大的变化，几乎与其他动物彻底区分开来。这对于双手是亦喜亦悲的事情，喜的是不需要再整天踩着冰霜大地艰难地负重前行，从而成功摆脱了"蹄子"这种低级庸俗毫无美感的称谓；悲的是必须完成许多更加复杂的任务，很多工作都前所未有匪夷所思，是"蹄子"望尘莫及的，比如制作红烧猪手或者泡椒凤爪等，此外还要写字弹琴玩游戏。如果要写出手的功能，大概可以列出一个长长的清单，特别是在获取和制作食物方面，且不说包饺子之类的复杂动作，手至少能挖掘块根、摘取果实。手还能捕捉昆虫。这些功能都非常实用，且是进化的重要一环。

双手在打架中的作用也不可小觑。由于人脸变得越来越扁平，牙齿撕咬已经不是有效的作战策略；灵活有力的双手大大增加了个体攻击的范围，那是牙齿难以企及的攻击距离。从中国人崇尚武术的传统可以看出，双手在近距离搏击中起到了举足轻重的作用，李小龙的大名有一半拜他的双手所赐，拳击运动员更是要靠拳头吃饭。在冷兵器时代，几乎所有武器都需要双手操作，从飞刀到长枪无不如此，我们很少看到有人用脚提着双锤和敌人火拼。冷兵器其实是双手功能的延伸，后来这些兵器经过不断改进，那也是双手反复操作的结果。没有双手，就不会有现代社会的火器，更不会有战争武器之外的任何发明。

大概正是为了适应打架的需要，人类手指的长度被控制在一定范围内，指关节的位置正好可以让手指卷曲起来，方便收在掌心握成实心的拳头，从而形成强大的攻击力。黑猩猩很少用拳头攻击对手，它们真正有力的武器仍然是满口大牙，撕咬的首选目标是对方的睾丸，那玩意儿挂在外面且大小适中，正好可以一口咬下，这种手法粗暴但有效。

我们的五根手指可以分合自如地做出各种灵活的手势，而黑猩猩在拍照时想亮出个剪刀手都很困难。黑猩猩的手指细而无力，手掌粗糙多毛，手指无法紧握在一起。它们的手只适合抓住树枝，保证自己不从树上掉下来。它们还可以使用一些简单的工具，比如用石头砸开坚果、用树枝捅死叶猴，或者用细细的草茎钓取蚂蚁，但那些工具只是将自然界的东西略微做了一些加工，勉强使用，与人类制作工具的水平有天壤之别。如果扔给黑猩猩一个苹果，它们必须紧紧抱住苹果，将苹果强行压在牙齿上硬啃，其双手的笨拙程度展现无余。而人类则可以一只手轻松地拿起苹果，无论横着啃还是竖着啃都毫无压力。

黑猩猩的手部功能与人类的差别如此之大，原因在于黑猩猩以及其他猿类的拇指不像人类的拇指这般粗大。我们人类的拇指指骨只有两节——一节不够灵活，三节又不够有力——两节指骨是力度和灵活性的完美平衡，这样的拇指又短又粗，加上大鱼际肌肉的配合，拿东西更加稳便。拇指还可以和其他四根手指任意捏合，轻松组合出各种抓握形式，包括兰花指这种高难度动作，根本目的是制造更为精巧的工具，进而吃到更多的食物，为身体提供更充足的营养。

挖鼻孔时，我们还会发现五根手指粗细不同的妙处，其中必有一根符合鼻孔的要求。要是全如拇指般粗大，鼻孔直径势必要增大一倍，而那又将带走过多的水分，导致不同程度的鼻黏膜干燥。

以上当然不是双手的全部功能。双手一旦得到解放，人类便持续不断地开发它的潜能，比如用特定的动作传递特定的信息——摆手表示反对、招手表示到我碗里来，这些举止都需要被清晰地看到，因此掌心的皮肤理所当然地要比身体的其他部位更白。所以，我们在挥手致意时都是掌心向前，而很少把手背对着人家，那样很难传递准的信号，而且会被看作是缺心眼儿。

粗壮的手臂也有用武之地。人类的前臂可以做三百六十度旋转，上下左右千变万化，太极八卦连环掌，翻云覆雨迷倒众生，这些杂技性表演都是吃饱喝足以后的副产品。胳膊上的大块肌肉和大片皮肤就像免费的力量展示屏，年轻人喜欢四处炫耀这块展示屏，因此更喜欢穿短袖衫或者无袖衫。有时，年轻人为了取得更好的展示效果，还会在手臂上刺出各种诡异的图案，关键不是刺什么内容，而是敢刺。在光洁健康的皮肤上动针，是勇敢与强壮的表现。睾丸激素水平越高，刺青花纹就越复杂，雄性竞争力就越强，九纹龙史进和贝克汉姆便是如此。

双臂的作用还有很多，只是很少有人在意罢了，比如空闲时双臂自然下垂，正好被拿来当作行走的平衡装置。要是绑起双臂，人体只能算是一根竖起来的肉做的棍子，不但奔跑速度受到影响，而且极容易摔倒。双臂下垂还可以最大程度地节省能量，所以大家无事时都会放下双手，而高举的双手才会很快成为显眼的目标。进球的足球运动员往往高举双手四处招摇，示意是他进了球而不是别人。因为挥手要消耗更多的能量，所以挥手动作大多在几秒钟之内结束，如果一直举着双手走来走去，就算不觉得累，也会被看作是傻瓜。投降时高举双手，是在向别人示意自己没有武器，是失去有效攻击力的证明。与此类似，双手合十也意味着放弃一切进攻意图，被看作谦逊的姿态。很多民族在强大的神像面前都会合起双手，表示自己的渺小与虔诚，因而双手合十的人也会让人感觉放心，而紧握双拳的家伙则给人相反的感觉。

灵活的双手和长长的双臂还使拥抱成为可能。我们很少看到两头狗熊互相拥抱，有些灵长类动物也会拥抱，大概是出于互相依偎取暖的需要，身体暖和了，心情自然要好一些。人类的拥抱行为是动物界最亲密的行为之一，对个体关系的调节能力仅次于交配，有时直接服务于交配。一般而言，女性对拥抱的渴望比男性更加强烈，她们的皮肤对拥抱更敏感。

对于男人来说，双手还可以用来叉腰。叉腰可以使身体看起来更加宽阔，显得更有威慑力。在以前的宣传画上，指引人民奋勇向前的伟人大多叉着腰。现代领导人已经很少叉腰了，那样显得太具攻击性。但如果不叉腰，空空的双手应该放在哪儿好呢？以前是背在身后，彻底袒露胸部和腹部，而胸部和腹部正是最容易受到致命攻击的部位，所以双手背在身后足以表明情况尽在掌握之中，是权威与自信的双重展示。把双手交叉放在小腹前，是自我保护的意思，因而显得非常低调内敛。

我们再也
爬不
回去了

<<<<<<<<<<<<<<<<<<<<<<<<<<<<<<<<<<<<<<<<

其他动物很少直立行走，说明存在风险；人类终于直立，说明必有独特的好处。风险与利益并存，只赚不赔的买卖在生物界极其罕见，我们有必要了解直立行走的利弊得失。

从一种行走状态演变为另一种行走状态后，古猿不可避免地会遭遇一些前所未有的困难。在生物进化过程中，没有什么事情永远伟大光荣而正确。可以肯定地说，直立行走带来了一大堆烦恼，露出阴部根本算不上什么大事，重要的是头部以下的骨骼都必须随之改变，脊柱与骨盆要重新构建，以保证躯干挺直。为了支撑身体的重力并缓冲运动的冲击，脊柱需要加粗加弯才能在保持身体平衡的同时节省步行所需的能量。但弯曲结构承受了过重的压力，再加上一个大大的脑袋，这导致脊柱的下半部吃重最多——那里正是腰疼的发源地。这些都是人类为直立行走付出的代价，而这些还远不是全部。

双手得到解放，意味着原本由四肢负担的重量全交给了双脚和双腿。双腿除了承重，还要不断奔跑前进，任务相当繁重，所以不但骨骼关节变粗，肌肉也大幅增加。如此粗重的大腿，再加上好大一截上半身，全部都压在膝关节、踝关节和脚上，这正是人类饱尝足痛膝伤之苦的根源。

直立以后最有苦难言的应该是脚。身体的所有重量将不得不由这两片强大的底座承担，这使得脚成了专业性极强的工具，除了负重与走路，再没别的事做——其他灵长类动物的脚还具有灵活的抓握功能。为了适应直立承重，人类的脚部骨骼增大，特别是脚后跟比所有灵长类动物的都要强大，体重100斤的女性的脚骨比300多斤的大猩猩的脚骨还大。增强版的脚骨可以分担来自上部的压力，但骨头一大，密度就容易跟不上，而脚跟主要由稀松的网状海绵骨组成，这就带来了另一个严重的问题——骨骼组织暴露面积增加，钙流失加快，年老以后极易骨折。很多高个子篮球明星退役时间比其他运动员要早，不是因为他们不想打，而是因为不能再打，他们的身体对脚部的压力过大，骨密度容易跟不上，骨折的风险也就更高。

其实，脚部和手部的发育机制相似。如果一个人大脚趾较长，大拇指也较长，表明基因在用一种省事的方法控制着手和脚，就像一个部门可以负责两种任务，每一个指令都同时影响着手和脚。更为有趣的是，科学家认为脚部变化引起了手部变化，准确地说，手只是脚的另一份拷贝。虽然脚没有手那么灵活，但其潜能不容小觑。有些人经过练习，使脚的灵活性几乎能与双手媲美，可以完成很多复杂的工作，比如梳头、写字、缝衣服、剥玉米、包饺子等，如果你对饺子的味道没有什么特殊要求的话，肯定会为脚的灵活性感到震惊。但所有这些潜能都被直立行走给埋没了，双脚的任务只剩下不停地行走和奔跑，就像才情俱佳、身负旷世武功的武林高手，被困在黑暗的小山洞里每天做着捡煤球的活计一样。这是双脚为直立行走付出的巨大牺牲。

此外，直立行走使得人类对食盐的需求量比其他动物更多。没有哪种动物像人类这样离不开食盐。食盐在维持细胞渗透压、血压和消化道的酸碱度等诸多方面有重要作用，这对所有动物都是平等的，人类会提出特殊要求，主要原因可能是长期奔跑后人体内的盐分随汗水流失，需要补充大量的盐分。另一个因素是，人类的脑脊液每天更新三四次，更新的脑脊液总量相当于一两瓶啤酒，因此需要不断补充盐分以维持有效的脑脊液压力，只有这样才能保护大脑与脊髓免受直立行走的巨大冲击，否则极易走成脑震荡。

直立行走造成的另一个麻烦为女人所特有，她们的骨盆变短增宽，股骨倾斜严重，奔跑速度相对较慢，做同样的运动要消耗更多的能量，而且膝盖更容易受伤。女人的运动能力比不上男人，这是硬性制约因素。

直立行走还直接提高了大脑的高度，导致大脑极易缺血，而要加强供血，心脏负担必然随之增加，这使得人类易患心血管疾病。

此外，还有一堆直立行走带来的毛病，比如奔跑时下肢承受的压力接近于体重的好几倍，所以骨骼磨损严重，老来难免光景难熬；久站还会使肛门血压增加，容易形成痔疮。有一种病叫哨兵痔，就是长久直立造成的。本来动物的内脏都是平放的，现在人类由于直立，内脏被吊了起来，结果各种内脏受到重力作用就容易下垂。诸如胃下垂、肾下垂、子宫下垂、小肠下垂等，都是人类独有的常见病。搞不好，连心脏都有下垂的风险。而四肢行走的动物，完全没有下垂的麻烦。

可能有人会说，既然直立行走有这么多麻烦，我们再爬回去怎么样？

曾经沧海难为水，无论你的意志有多坚强，我们都不再是适合爬行生活的动物。随着直立行走，人类的上肢不仅变得小巧纤细，还比双腿短了很多，如果再改为四肢着地，手臂吃不消身体的压力，不得不花更多的时间坐着休息。勉强四肢行走时，屁股也会蹶起老高，比捡肥皂还危险，男人稍不注意甚至会把尿撒进嘴里。这还在其次，更大的麻烦在于双手——无论把手指蜷起来还是摊开，都不适于长途爬行。更不要说我们的手掌太过柔弱，很快就会被大地磨得满是鲜血，每走一步都要留下带血的"足印"。

要是你愿意尝试，还会发现更多的麻烦。最难搞定的是脑袋，爬行时脸部朝下，根本看不见前方。要想把脑袋强行抬起来，脖子就不得不具备更大的拉力，考虑到脑袋的重量，这种能量损失也非同小可。

不管你是否承认，我们都再也爬不回去了。直立行走是自然选择赋予人类的金钥匙，不经意间触发了一个巨大的进化开关，从此启动了不可逆转的演化进程，持续刺激人体的其他特征不断出现，指引着人类大步迈向文明。

所以，我们怎样评价直立行走的意义都不过分，那是一切后续进化的基础，直立行走所引发的最直接性状是，我们开始脱去了浑身毛发，露出了光洁而有弹性的皮肤。

人类体毛的整体脱落和局部保
留都是对环境的适应，部分是男女
博弈的结果。脱去体毛的人类发生了
巨大的连锁变化，裸露的皮肤散热效
果极佳，直立行走的潜能得以充分展现，
长途奔跑使得捕猎效率空前提高，人类因
此可以吃到更多的肉食，其营养水平大为
改善，为人体的深入进化打下了基础。

如果你能勇敢地脱光衣服与黑猩猩站在一起，你会同时脱下隐藏在内心深处的种种自卑，因为无论从哪个角度观察，在黑猩猩面前，你都显得更胜一筹。先不说内在的涵养和素质，你那光滑润泽、清新脱俗的皮肤就足够打眼。尽管黑猩猩是这个星球上与人类生物学关系最近的动物，但你与它们之间还是存在巨大的可视差异：黑猩猩浑身上下长满了浓密乌黑的毛发，只是局部地区无毛；而勇敢的你，则基本全身赤裸，只是局部地区有毛。

既然人类由古猿演化而来，那么人类为什么非要脱去满身的毛发呢？那身浓密乌黑的毛发难道不好吗？披在身上连真皮外套都省得买了，穿起来绝对合身，而且天然环保，不需要防腐剂和光亮剂。

平心而论，满身毛发远不止免费真皮外套那么简单。试想一下那套天然皮草的好处，不仅能防止皮肤潮湿，避免被阳光晒伤，在丛林中穿行时不易被荆棘划得伤痕累累、鲜血淋漓，还可以抵抗苍蝇和蚊子的侵扰，比如黑猩猩就从来不需要点蚊香。不仅如此，大部分动物毛发还有伪装功能，猎豹的豹纹服简直就是制作精良的原创天然迷彩服；老虎的斑纹与丛林中洒下的光影极为相近，所以才能屡屡偷袭得手；脱去毛发后的伪装效果将大打折扣。

毛发还有一个意想不到的作用，就是表达情感。拿家猫来说，它乖巧的时候，毛发也会很乖巧，摸起来一顺水的服帖，很少有逆毛。可一旦生气，小小动物也会表现出汗毛倒竖、虎目圆睁的架势。狗在打架前的热身运动中也采用类似套路，先是龇牙咧嘴，脖子间的毛发会突然立起，看起来狰狞恐怖，给人凛然不可侵犯的感觉，足以吓傻平庸的对手，此即所谓不战而屈人之兵。虎狼之辈都是行家里手，狮子鬃毛的威力甚至超过闪着寒光的獠牙。毛发在竞争中无疑起到了擂鼓助威的作用，在性选择时也有助于力压群雄。人类也有相似的反应，突然遇到可怕事件或是感到极度愤怒时，毛发也会竖立起来，只不过汗毛过于细小，不易被察觉罢了。

毛发的另一个不为人知的重要功能是帮助动物彼此相认。一只猫看见另一只猫并心生暧昧，主要是根据毛发的纹路来判断它是否为同类。一般而言，在野生状态下，猫绝不会把体形相近的狗看作朋友，更不会主动上去凑热闹，甚至企图发生关系。很简单，它们的"外套"样式足以证明对方非我族类。由此看来，小小毛发竟然事关繁殖大业，如果忙了半天却追错了对象，绯闻就会立即升级为丑闻。

正因为毛发具有如此重要的作用，所以，90%以上的哺乳动物都有毛发，裸体的家伙大多生活在地下或者海里。比如裸鼹鼠，由于长年累月生活在地洞中，既不需要毛发保暖，也不需要毛发防晒，它们索性脱去毛发，顺便免除了满身寄生虫的困扰，整日赤身裸体，毫无羞耻之意，在地洞中过着颠倒日月的生活。只是小小的身体脱去皮毛后，保温性能有所下降，反倒出现了类似冷血动物的代谢特征，有时需要靠冬眠渡过难关，好在地洞恰好也是睡觉的好地方。

另一大类脱去毛发的哺乳动物是鲸鱼和海豚，它们与水獭不同，水獭经常需要上岸，而鲸鱼长年不到海滩上晒太阳，在水中披着一套潮湿的毛发当然没有任何意义。可是，还有一类哺乳动物既不生活在地下，也不生活在水里，却也是毛发稀少，一副少年老成的模样，比如大象。虽然我们的焦点往往停留在它长长的鼻子和獠牙上，生物学家却对它们稀疏的毛发很感兴趣，那或许有助于理解人类的脱毛现象。

科学界并不认为大象毛发稀疏难以理解。大象个头太大，皮肤被撑得很开，不需要详细计算就可以知道，其单位面积的毛发数量肯定少了很多。就好比把人的脑袋放大 10 倍，那一头原本浓密的长发定会稀疏不少。

但一个理论要想让人信服，就必须能应付各种刁难。大象的反例来自灭绝的猛犸，那家伙个头和大象差不多，却有着浓密的长毛。有人解释说：猛犸生活在寒冷的西伯利亚，非常需要毛发御寒；而大象主要生活在热带，对毛发的依赖并不强烈。问题是和大象生活在相同地区的斑马、狮子等都有着浑身毛发，照样生活得很好，为什么独独大象少毛呢？

更为合理的观点是，虽然斑马、狮子与大象生活在同一地区，面临的实际问题却并不相同。这个实际问题就是，斑马和狮子虽然个头很大，但还没到与大象相提并论的程度。而个头越大的动物，相对表面积，即体表面积和体积之比就越小，相对表面积越小就意味着散热功能越低。个头大的动物散热能力反而差，这正是大象的弱点，庞大的体形必然产生巨大的热量。事实证明，大象的体表温度在哺乳动物中是最高的，常常高达 50多摄氏度，其他哺乳动物根本难以忍受。为了解决散热难题，大象表皮长出很多褶皱以增加散热面积，同时脱去了多余的毛发，否则会被活活热死。与大象相似，个头很大的犀牛、河马的毛发也都很少。

现在的问题是，解释大象毛发的理论并不能直接应用于人类。人和大象是完全不同的动物，和鼹鼠、鲸鱼也不同：人既不生活在地下，也不生活在水里，个头也没有那么庞大，可却偏偏把一身诱人的毛发给脱掉了，岂不怪哉？为此，科学家不得不提出新的理论来解释人类光滑皮肤的成因，不然会遭到好奇心极强的大众的鄙视。

对于考古学家而言，皮肤问题异常复杂，因为体毛脱落事件不会留下化石。研究人员可以通过化石判断人类何时直立，何时腿变得很长能够快速奔跑，何时头脑变大可以思考复杂的问题，却很难从化石中找到体毛脱落的线索，因而极难判断体毛脱落的大致时间。可是脱落时间对于理解皮肤进化至关重要。如果能确切知道体毛脱落的地质年代，就可以跟踪当时的地球气候与环境等因素，进而分析体毛脱落的原因。然而，现在并没有发现能证明体毛脱落的化石，我们必须依靠化石以外的证据来说明问题。

很少有人知道，黑猩猩浓密黑毛之下的皮肤竟然是可爱的粉红色，据此可以推测，早期人类的皮肤也应该是粉红色，可是拥有粉红皮肤的现代人极其少见，其间必然发生了巨大的变异，而肤色变化可以从基因中找到证据，这给出了追踪脱毛时间的重要线索——肤色变化必然发生在脱毛之后，或者说只要脱毛，肤色就必须发生变化，否则人类将很快被非洲毒辣的阳光晒死。

科学家的研究结果令人惊喜，果真存在控制肤色的基因序列。分析表明，非洲黑人几乎都有一个相同的肤色基因突变，时间大约在120万年前。也就是说，最迟从那时起，人类的肤色就开始变化。自那以后，我们的祖先就彻底脱去了体毛。想象一下，那是何等壮观的画面：在强烈的非洲阳光下，原始人类赤身裸体长发飞扬，毫无顾忌地在一望无际的稀树大草原上纵情奔跑了100多万年。

有了大致的脱毛时间，我们还需要进一步追问脱毛的原因。对此，科学家却一时不知如何回答，年代的久远、证据的缺乏、环境的巨大改变，使得这一问题充满了变数，充满变数的问题其实就是非常困难的问题，但解决的办法却意外简洁，只用一个字就可以概括——猜。

当然，科学家们的猜测多少要有些科学依据，为了与茶馆里的胡扯八道区别开来，他们一般会给自己的猜测起个更漂亮的名称——假说，其本质仍然是猜测，只不过是比较有水平的猜测。

既然是猜测，就意味着很多人都能说上几句。几百年来，无数科学家殚精竭虑挠破了头皮，先后提出了各种各样或怪异或有趣的理论，有人甚至被逼迫到了胡说八道的地步。比如，有人认为如果人类仍然保留着满身毛发，就很难清理掉粘到身上的草籽和粪便。这种观点我从一位乡下挑粪老农那里也听到过，他当时浑身散发着臭气，思维却很清晰，对天上地下的很多事情都有自己的看法。所以啊，到现在为止，讨论人类体毛脱落的假说已经有十几套了，听起来似乎都有点儿道理，但又总有那么一点儿漏洞，很多天才式的猜想后来都被证明是错误的。好在聪明的人总在不断涌现，聪明的理论也在一波又一波地冲击着愚蠢的观点，现在我们终于可以一窥光滑皮肤之下掩藏着的神秘玄机了。

我们都是
永远长不大的
婴儿

«««««««««««««««««««««««««««««««««««

刚生下来的肉乎乎、圆滚滚的小鼠非常可爱，它们四肢短小，浑身无毛，粉嫩的皮肤惹人怜惜，这种可爱的状态就是幼态。但幼鼠的生长速度非常惊人，它们会迅速变得老气横秋不可爱起来——随着时间的推进，幼鼠粉红色的皮肤上会很快长出一层灰黑色的毛发。当一只浑身黑毛的老鼠出现在你的面前时，你基本可以判断它已经不是幼崽了。如果肉乎乎的小鼠一直保持可爱的幼儿形象，我们就可以将这种现象称为幼态持续。

小鼠并不是幼态持续的楷模，真正的楷模是人类。刚出生的婴儿皮肤看起来和小鼠差不多——无毛、粉嫩、吹弹可破。与小鼠不同的是，当人类成长到一定年龄，皮肤依然粉嫩。也就是说，人类在某种程度上保持了幼年的身体特征。裸露的皮肤正是幼态持续的典型表现——我们维持了幼年时期浑身无毛的可爱特征，直到成年，毛发也没有全部再长出来。

幼态持续是人类的重要现象，并深刻影响着人类进化的过程。如果没有幼态持续，我们就不需要进幼儿园，也不需要学校生活，因而无法有效开展社会化管理。更重要的是，幼态持续还影响了人类的文化。为了把自己的后代抚养成人，古代的人们不得不早婚，因为古代的预期寿命并不长，只有早婚才能尽早生下孩子，否则自己临死前，孩子可能还没有掌握独立生活的能力。问题是，如果结婚年龄提到了性成熟之前，很多男女对这件事根本没有任何准备，他们完全不知道应该如何选择配偶，这时候父母的建议当然非常重要，这就是中国传统文化中"父母之命，媒妁之言"存在的合理性。

"幼态"本来应该是对人类脱毛现象的成功解释，人们很难提出反对意见，倒不是因为这个理论有多正确，而是其中的因果关系可以相互替换，即因为幼态持续，所以身体无毛；或者说，因为身体无毛，所以是幼态持续。你无论如何也不能说它错了。缺点在于这个解释有些无赖，是典型的自我重复论证，表面上似乎把什么都解释得很清楚，事实上什么都没说，而只是把问题转换了一下，从为什么脱毛变成了为什么幼态持续。

以一种需要解释的现象来解释另一种需要解释的现象，等于没解释。所以，我们仍然需要其他解释。

最容易让人接受的理论认为：体毛减少不利于保温，可不能想脱就给脱了，只有在衣服出现之后，才可能彻底放弃对体毛的依赖。这种说法虽然符合常识，却不符合考古证据。对人类漫长的进化史而言，穿衣服的时间实在太晚，不足以使人类产生如此巨大而彻底的变化。人类应该在穿衣服之前已经裸体很久了，只是裸体的人类一直居住在炎热的非洲，不必面对冰雪的考验。

人类学调查也让穿衣理论彻底沉默。美洲亚马孙和东南亚热带丛林中有些原始部落长期与世隔绝，他们根本没有穿衣服的概念，除了对生殖器略加遮掩以外，无论男女老少，都是全天候裸露，而他们的体毛依然稀少。

所以，衣服对裸体的影响实在是微乎其微，我们是因为裸体才穿起了衣服，而不是反过来那样。

另一个易于理解的理论是"用火说"。因为人类对火的使用而导致体毛脱落，不然体毛太多，稍不留神就会引火烧身，脱去毛发当然更安全。这个看似颇有道理的说法同样面临着时间困局。有确切的证据表明，周口店的北京猿人已经学会了用火，他们的洞穴中保存着厚厚的积灰层，但同样有证据表明，北京猿人仍然披着满身毛发，难道他们不担心被烧死吗？

另外有人认为，相对于其他动物把毛发样式作为彼此相识的重要途径，人类体毛脱落也是一种奇特而明显的识别标志，大家都裸体就不会搞错对象。毕竟，在与黑猩猩杂居的丛林中，赤条条的肉体更容易被辨认。因为皮肤光滑，就算在夜晚也不会摸错对象。可是，反对者同样不以为然，如果仅仅为了互相识别，还有大量方案可以采用，灵长类动物有的是红脸，有的是红屁股，还有的长着肥大的鼻子，不一定非要把体毛给脱掉，那样代价未免太大。更麻烦的是，那些没有脱毛的家伙很少因为识别错误而认错同类。

最近提出的"寄生虫假说"则认为，毛发是寄生虫的理想天堂，那里营养充足，温暖而安全，其中必定会滋生大量跳蚤、虱子之类的"吸血鬼"，很多有毛动物都死于寄生虫引发的疾病，而人类裸露的皮肤有助于保持身体清洁，让寄生虫无处躲藏。所以，脱去毛发是抵制寄生虫的有效手段。

有过头虱的人会觉得这个理论无懈可击，但反对者却清楚地指出：寄生虫复杂的生活史要求相对稳定的居住环境，它们很难适应颠沛流离的生活，而原始人类浪迹天涯，四海为家，并没有固定的居住点，寄生虫根本抓不到人类的踪迹，也就不存在人类为此而脱去体毛的理由。人体寄生虫是在定居之后才出现的。何况，要是仅仅为了抵抗寄生虫，就应该把阴毛和头发也一并脱去才对，因为这些部位恰恰更容易滋生寄生虫。很多哺乳动物都面临着寄生虫的威胁，它们不得不花费大量时间定期清理毛发，却并不意味着非要脱去毛发。黑猩猩没有脱去毛发，同样面临寄生虫的威胁，同时还可能受到霉菌和苔藓的侵扰，但它们至今仍然有毛，人类为什么不可以呢？

　　有人很快拓展了这个理论，给出了补充解释，认为寄生虫其实并不是重点，人类生活中有一个沉重的负担，那就是大小便的处理。我们肯定不是从一开始就懂得要建厕所，那该如何是好呢？黑猩猩泄露了原始人类处理大便的秘诀，方法简单而且粗暴——直接把大便拉在床上——如果你愿意称那里为床的话。

　　把大便拉在床上固然省事，但身上的毛发肯定会沾满粪便，长此以往，任谁都会失去往日飞扬的神采。身体因积满了陈旧的大便而变得臭不可闻，这样无论对生活还是恋爱都极度不利，更不要说还会带来健康问题。黑猩猩知道这样不好，它们很知趣，从来不在某处定居，每天晚上都要换一个新的住所。它们睡过的地方就是它们的厕所，它们不喜欢长时间睡在同一间厕所里。

　　既然人类面临着同样的卫生问题，可以推定，我们必然在定居之前就已脱去了毛发——很难想象光着身子睡在大便里的情形，那样虽然方便，却不雅观。

　　这个问题还有另一种解读，人类不一定先脱毛再定居，也可能先搞好了卫生工作再定居。关于这一点，不拘小节的黑猩猩再次给出了提示，它们有时也会注意卫生，比如蹲在高高的树枝上拉大便，甚至偶尔也用树叶去擦屁股。设想你在刚果丛林中小心前行，突然见到空中飘下几片带屎的树叶，你千万不要大吃一惊，那只是黑猩猩正在上厕所。要是黑猩猩都知道擦屁股，早期人类应该做得更好，而且会把屁股处理得更干净，这样一来，毛发就不再是制约因素。也就是说，定居并不需要以脱毛为前提；或者说，人类并不是因为定居才脱毛。

如此众多的理论似乎都不能很好地解释人类裸露皮肤的疑问，体现了进化论研究的一个重要特点——总是在争论中前进。争论可以激发思考的兴趣，从而展开更为深入的研究，那是科学进步的真正动力。

无论如何，我们仍然需要一个系统的理论对人类的皮肤做出解释，"水猿理论"就是在这种情况下流行开来，并得到许多人的认可的。但麻烦的是，仍有一部分人不同意这个理论，有意思的是，很多反对者都是生物学家，而且是著名生物学家。

所以，这注定又是一场激烈的争论。

进化史上
那只没毛的
水猿

<<<<<<<<<<<<<<<<<<<<<<<<<<<<<<<<<<<<<<<<

　　早在第二次世界大战期间，德国正在对其他欧洲国家展开无休无止的狂轰滥炸之时，一位德国病理学家却在认真思考人体进化的问题。可能希特勒对进化论比较感兴趣，上有好焉，下必附焉，这位病理学家贸然提出了"水猿理论"，但他的专业实在与人体进化相差太远，而且那时战火连天，很多学者都处在水深火热之中，哪有兴趣考虑人类的皮肤问题，所以这个理论当时并没有受到应有的重视。

　　时间到了1960年，英国海洋生物学家哈迪（Alister Hardy）再次对人类体毛脱落问题进行了考察，并重新翻出水猿理论。哈迪是颇有成就的正统学者，曾被英王封为爵士，他提出的理论应该值得了解一下。

　　水猿理论的要点是：很久以前，大约在800万年前到400万年前，非洲东北部由于海平面升高，大片土地被淹没，剧烈的环境变化产生了强大的进化压力，那里的古猿为了生存，在相对短暂的时期内适应了海中生活。当然，这批水猿并没有永远生活在水里，否则它们将会进化成别的水生动物。约在400万年前，海平面下降，被淹没的土地重新显露，水猿得以回到陆地上生活，并逐渐演化为真正的人类。正是这段水中生活的经历，导致水猿体毛脱落，并用一层厚厚的皮下脂肪保存热量。

这一理论乍听起来非常有道理，它似乎很好地解释了人类流线型的身体和直立行走的姿态，在水中练习直立行走肯定容易得多。黑猩猩只要进到深水中就"无法自拔"，根本浮不起来；人类却可以浮起来，只要不瞎折腾，一般淹不死，这应该是适应水中生活的重要表现。至于身体无毛，则是为了减少在水中活动的阻力，从而降低游泳时的能量消耗。由于头部需要时常露出水面换气，所以保住了头发。

水猿理论还解释了人类奇特的汗毛走向。我们背上的汗毛与其他猿类的完全不同，都是一顺水斜斜地指向脊柱，正好像游泳时水流经过背部的路线。人类的皮下脂肪也很独特，在所有灵长类动物中，只有人类才有较厚的皮下脂肪，猩猩和猴子都没有，它们的皮肤摸起来干巴巴的，一点儿也不柔软。而鲸鱼、海豹等海洋哺乳动物都有皮下脂肪，主要是出于在水下保持体温的需要，因此有理由相信人类也是出于相同目的进化出了皮下脂肪。

要是慢慢收集，还可以找到很多符合水猿理论的人体特征，相关专著连篇累牍，让人想不相信都难。

哈迪提出这一理论时颇为认真，但仍然被主流科学界视为胡说八道。在很多学者眼里，这个理论更像充满离奇想象的探险小说。水猿理论真正走进大众视野并广为人知，得益于另一位英国女人，奇怪的是她并不是科学家，而是一位作家。她喜欢读书，1967 年读到了英国著名动物学家莫里斯（Desmond Morris）的名著《裸猿》，书中回顾体毛研究史时提到了水猿理论。女作家大受启发，立即决定深入了解这个问题。她的科学水平姑且不论，但她的如花文笔却让水猿理论广为人知。

这位女作家名叫摩尔根（Elaine Morgan），她本是一位女权主义者，对当时很多人类学家贬低女人的进化地位的状况感到非常不满，为此她决定改造水猿理论，以此证明女人与男人在起源上完全平等，甚至是男人为了适应女人而改变了自己。在此基础上，她把这一理论不断放大，不只用于解释体毛问题，还涉及人体进化的诸多领域，比如生殖器官的形成等。但只要对人体性状略作了解，人们就会明白这样的道理，即试图用单一理论解释人体的复杂性状是狂妄的想法。反驳摩尔根所推崇的水猿理论，人们只需用小小的睾丸举例，就可以把摩尔根堵得哑口无言，更不要说用女性丰满的乳房来举例了。睾丸和乳房这两个附件明显突出于身体之外，游泳时肯定会额外增加水流阻力，是人类不适应水下生活的直接证据。没有任何一只海豚会拖着巨大的睾丸在海面上玩冲浪游戏，否则翻涌的海浪会很快将它的睾丸拍成海鲜肉丸。

但摩尔根不考虑这么多，她依然勤奋不懈，为了发展水猿理论而钻研人类学 10 余年，然后出版专著总结自己的观点，并运用自己的宣传能力到处演讲，对水猿理论进行了不遗余力的推介。很多人因此而知道了这个错误的理论。但在科学面前，宣传并不能起到颠倒黑白的作用。

摩尔根的努力并没有错，错在她不是真正的动物学家，不是动物学家的意思是，她缺乏系统而扎实的动物学知识，导致很多说法看似趣味横生、头头是道且极有逻辑，但在动物学家眼里却到处都是漏洞，以至于错误百出、惨不忍睹。除了她本人，强力推广水猿理论的支持者都不是动物学家，这意味着水猿理论受到了主流学术界的普遍抵制，专家们随便给出的反驳意见就足以让水猿理论捉襟见肘。不妨先看看摩尔根及其支持者给出的系列证据，再看看专家的反驳，或许我们才会理解，原来提出一个理论并加以维护并不容易，就像想把破旧的三轮车改造成敞篷豪华跑车那样难如登天。

摩尔根认为人类脱去体毛是支持水猿理论的重要证据，是典型的适应水下生活的结果，并且引用鲸鱼和海豚为旁证，这些海洋哺乳动物都脱去了体毛并有皮下脂肪。然而这个例证根本站不住脚，无毛性状尽管可以减少水流阻力，却大大加速了体表热量散失，水比空气更容易导热，因而水生动物的热量散失速度远比陆生动物的更快，所以鱼类基本都是冷血动物，它们不需要保持体温。但人类不行，如果长期生活在海水中，必然面临体温迅速降低的困境，这也是所有海洋哺乳动物都要面对的困境。

与摩尔根的设想相反，很多海洋哺乳动物都有一层浓密的体毛，比如海獭。海獭非常重视体毛的作用，出水后会积极整理毛发，下水前还会用力向毛发里吹气，借以提高保暖性能，否则它在水中照样会因冷冻而麻痹。真正无毛的鲸鱼、海豚等反倒是特例，它们都有各自应对低温的策略。比如鲸鱼体形巨大，和大象一样，凡是体形较大的动物都不容易散热，再加上一层厚厚的皮下脂肪，基本不必担心体温流失。海豚的体形虽然不大，但在海中特别活跃，我们能看到它在一直反复冲浪前进，不断的活动意味着不断的热量供给，为此它们的大脑左右半球只能轮流休息，它们正是借此保持体温。

明白了这个道理，就知道古猿在水中生活根本没有优势。根据化石标准，古猿的体重一般不过三四十千克，与海獭差不多，这种体形在海水中维持体温几乎不可能，很快就会被冻个透心凉，那一层皮下脂肪并不足以保命。此外，人类的身体虽然呈现流线型，但与鲸鱼之类的动物相比，差距仍然很大。人家已经接近于纺锤形，在水中的阻力被降到最低；而人类的四肢依然突出，加上睾丸、乳房等拖拖拉拉的外挂配件，在水中完全不是海豚的对手。

另一个现象是，凡是彻底失去体毛的海洋哺乳动物，都长年生活在水中，比如鲸鱼，很少有人看到它们在海滩上晒太阳；而有毛的海洋哺乳动物则不然，它们都过着两栖生活，在水中吃饱喝足之后需要上岸休息和繁殖，比如海獭。水猿还有一个致命的缺点，就是不能饮用海水，为了寻找淡水，它们不得不时常爬上岸来，那意味着人类像海獭一样，完全没有脱掉体毛的道理。

但摩尔根不死心，她开始从现有的猿类那里寻找证据，比如很多人都喜欢玩水，而黑猩猩却很少在水里玩耍，不得已要经过一片水域时，也是小心翼翼、步步谨慎，时时担心水下的危险。而人类则很享受在水中的情形。有些医院提倡孕妇在水中生产，婴儿见水就会游动起来。摩尔根认为，这都是人类曾经在水下生活的重要证据。然而生活常识告诉我们，如果不经过特殊训练，随便下水非常危险，每年夏天都会发生大量溺毙事故，我们在水中并非真的如鱼得水，喝醉酒以后顺长江漂流几十公里纯粹是奇迹。至于孕妇可以在水中分娩，只是因为胎儿在子宫里就处于羊水环境中，他们对游泳并不陌生，刚出生的婴儿不怕呛水是由于肺部还没有打开，他们在子宫中并不需要呼吸。并且已有观察表明，只要条件许可，黑猩猩也喜欢在安静的水塘中嬉戏，尽管它们到了深水区就会沉底，但只要没有鳄鱼，就不会影响它们游戏的激情。对水的喜爱与恐惧更多的是一种文化现象，而不是生物现象，无论人类还是猴子，基本如此。

水猿理论还认为，在水中站立更省力气，所以导致人类直立行走，并为离开大海进入丛林，成为狩猎猿打下了基础。但现实很残酷，现有的水生生物都不方便在陆地上行走，海象、海豹之类的庞然大物，上岸以后就成了沉重的肉坨，每移动一步都要付出巨大的努力。在水中练习直立然后上岸行走，虽然可以想象，但全无事实依据，特别是没有化石参考。

还有很多被批倒的证据，比如水猿理论还认为，鼻孔向下也是适应水下生活的性状，那样就不会被灌进海水。这个是当然，要是鼻孔像漏斗一样底儿朝天，确实容易灌水，但那主要是为了防止灌雨水而不是灌海水，世界上没有哪种动物的鼻孔是朝上长的，不能因此证明那全是为了防止灌进海水。人类真要适应水下生活，鼻孔就应该像海豚那样可以自行关闭，事实上没有哪个人能自如地关闭自己的鼻孔，我们一刻也离不开空气。

另外一个争论来自呼吸。水猿理论认为，人类有自主控制呼吸的能力，即有意识地深吸气和憋气，似乎是为了满足潜水的需要，与此相对应的是，其他灵长类动物都没有控制呼吸的能力——或者它们有这个能力，但没有被注意到。

然而，动物学家毫不客气地指出，人类对呼吸的控制只是出于奔跑的需要，长途追击猎物时必须控制呼吸，否则就会出现供氧不足，这一能力完全与潜水无关，只不过偶尔用于潜水而已。就像你的手指可以用来挖鼻孔，有时也可以用来抠脚丫一样。

那么为什么其他灵长类动物没有呼吸控制能力呢？原因也很简单，它们很少长距离奔跑，在密集的丛林中并不需要长途奔跑能力，否则将很快撞死在树干上。黑猩猩整天都在慢吞吞地吃树叶，就算要对猴子发起攻击，速度也不会太快，而且时间不长，大多在短时间内结束战斗，根本没有必要控制呼吸，正常的通气就足以保证氧气供应。

另外还有一个强力的反证，鸟类也有控制呼吸的能力，它们在空中长途飞行时，对氧气的需求变化很大，因而控制呼吸显得非常重要，但并不能据此就认为鸟类也有水下生活的经历，尽管有的鸟儿确实会下水，就像有的人确实会游泳一样。

水猿理论还相信，人类手指之间有着类似蹼的遗迹，那也是对水下生活适应的表现。可是遗传学家对此不屑一顾，他们认为那只是一种遗传缺陷，猩猩的手爪上也有这种现象。

还有一个事实被水猿理论视为铁证，就是人体需要碘以及某些必需脂肪酸，而这些养分在陆地食物中很难获得，但在鱼类和贝类体内却含量丰富，似乎证明人类曾长期食用这些食物。可惜这次是地理学家告诉他们错了，含有人体必需脂肪酸的大多是深海鱼类，生活区域与早期人类栖息地相距极远，完全不存在长期食用的问题。深海鱼类也不是普通人能捕捉得到的，人类没法下潜到那种深度。

说到现在，水猿理论基本上一无是处，因为那根本就是错误的理论，虽然还有很多似是而非的证据，但已没有必要一一列举。所有证据都遭到了针锋相对的反驳，但所有这些都没能让这一奇怪的理论彻底消失。还记得那个露西吗？她后来成了水猿理论的救命稻草。根据挖掘结果来看，露西似乎是被淹死的，她的骨骸躺在蟹螯中间，与鳄鱼和龟卵混杂在一起，没有被猛兽咬伤的痕迹。这似乎符合水猿理论的预测。

不过，仍然没有多少学者把这一证据当回事儿，不同地层的化石有可能被冲积在一起，某种巧合并不能解释为必然现象。水猿理论要想进一步得到认可，就必须寻找更有力的证据，而不能总是模棱两可，或者一捅就破，以至于千疮百孔、四处漏风，一切都是猜测与想象，最终只能以美人鱼的传说聊以自慰。更不要说它根本无法解释人体的其他性状，比如为何保留一小撮阴毛，那于水下生活有什么意义呢？

水猿理论也不是没有优点，它虽然不符合科学逻辑，却很容易理解，也符合人们的日常观察，所以现在仍有很多人对这个理论感兴趣。最近，一位法国医学家拓展了这一理论，他严肃地提出，人类不但有过一段水下生活时期，而且祖先就是海豚！可惜的是，他提出的都是早就被推翻的依据，只是他不知道而已。他甚至把人类喜欢吃鱼也当作证据之一，岂不知人类本就是杂食动物，何止是鱼，任何动物落入我们的法眼，只要味道不错，一律在劫难逃。

可仍然有人关心水猿如何抓鱼。美国康涅狄格州有一位超级捕手，就设想水猿应该是张着大嘴在水面等鱼，一旦有哪条笨鱼撞上嘴来，就毫不客气地一口咬死。他为了科学以身作则，经常泡在水中咬鱼，他从不钓鱼，他认为咬鱼比钓鱼容易得多。

似乎到此为止，所有关于人类体毛脱落的简单或复杂的理论都不太靠谱。难道我们的皮肤会成为生物学研究的重大谜团吗？当然不是。事实上，科学家已经有了一套逻辑极为清晰的漂亮解释，只是与广为人知的水猿理论相比，这一理论很少有人知晓罢了。虽然也有反对的声音，但这一理论仍然成为当前最为主流的体毛理论。

疯狂的
捕猎
马拉松

<<<<<<<<<<<<<<<<<<<<<<<<<<<<<<<<<<<<<<<

很多人不喜欢观看马拉松比赛，漫长的赛程使所有运动员都汗流浃背、精疲力竭，冲刺时基本难以享受到胜利的喜悦。在这个世界上，没有哪种动物会像人类这样"傻乎乎"地举行如此这般的比赛。

如果用心观察，还会有更加令人惊奇的发现：自然界不但没有这样的比赛，甚至没有哪种动物能经得起如此不间断的长途奔跑，即便是最擅长长跑的赛马，都有可能跑死在这种高强度赛事的赛场上，死亡的原因不是拿不到冠军而心灰意冷，而是长途奔跑产生的过度热量散发不掉，大脑受热崩溃，内脏功能陷于紊乱，导致应激死亡。

马已经算是动物界的长跑高手了，中国人喜欢用"马上"表示快速，是因为骑马确实很快，古人常常骑着马而不是骑着猪去战斗。相比之下，其他动物的长跑能力简直不值一提。农村孩子都有追鸡的经历，那还是有翅膀的动物，但只要熊孩子撒开双腿一阵猛追，无论多么骄傲的公鸡，都很快气喘吁吁倒地不起，只有引颈待刀的份儿。以快跑著称的猎豹，冲刺距离一般不超过100米；狮子更是连100米都懒得跑，每次冲刺后都会大口喘气，剧烈收缩腹部以尽快散发霎时冲动产生的巨大热量；而以耐力著称的狼则另当别论。狼跑步的方式很独特，主要以小碎步追击猎物，这种方式消耗能量极低，产生的热量也不多。事实上，狼正是利用了其他动物不能长距离奔跑的缺点。如果大家都能跑，所有狼都会被活活饿死在草原上，没有谁会在乎它不急不慢的追杀，而且，真正的长距离追杀都发生在北方寒冷的草原，积聚的热量将迅速消散在凛冽的北风中。

玩不起长时间长距离的奔跑，是野生动物的一大通病。这一通病的根源不是没有持续能源，很多动物因奔跑而死亡的时候，身上仍然存留着大量脂肪，被追杀的猪端上桌时仍然很肥。在保存与散失热量方面，所有动物都面临着两难选择：脂肪一方面是重要的热量来源，另一方面，燃烧脂肪所产生的多余热量又必须及时散发掉，如何正确处理热量产生和散发之间的平衡，将是生死攸关的事情，任何极端的做法都会面临死亡的威胁。而漂亮的皮毛和厚厚的脂肪是阻止热量散失的重要屏障，最典型的例子是北极熊，它们在雪地上永远在慢腾腾地行走，因为它们的皮下脂肪太厚，毛发保温性能太好，稍稍加大运动量就会"中暑"，甚至直接倒毙在冰天雪地之中——你能想象北极熊会被热死吗？那都是皮下脂肪和皮毛惹的祸。

然而，没有脂肪也不行。羚羊的运动能力曾被认为是个奇迹，它们强大的心脏和肺部可以为机体提供充足的氧气，使它们有能力展开长距离的快速奔跑，它们之所以不会在奔跑中热昏过去，是因为身上几乎不保存脂肪，因而没有任何额外负担，也没有阻止热量散发的隔热层。可一旦食物短缺，它们就很容易被饿死。其他动物根本不敢发展这种强大的奔跑能力，那等于把自己一直悬挂在死亡的边缘。

凡是迫不得已需要长距离奔跑的动物，首先要处理好散热问题，随便瞎跑是要送命的。不同的动物有不同的散热方法，狗主要靠伸出舌头大口喘气；猫的舌头不长，所以多在晚间凉爽时活动，或者与主人一起待在温度适宜的空调房间里。更重要的是，这些动物必须学会控制运动的激烈程度，除非遇到生命危险，一般不会狂奔不已。为了追逐水草而长距离迁徙的角马也经常休息，一是为了吃草补充能量，二是为了更好地散热。

没有哪种动物能摆脱热量的束缚。人类，当然也同样如此。

生物学家正在重新评估人体的能力，我们的长跑能力在自然界中独占鳌头——人类的腿很长，双腿迈开的步伐很大，跨度远远超过其他灵长类动物。又宽又硬的膝关节和强壮的肌腱，让其他猿类都望尘莫及，这些"设备"没别的用处，就是为了跑步。此外，人类还有一个异常肥大的屁股，那不只是为了坐着舒服——黑猩猩也经常坐着，但屁股却并不肥大。又肥又大的屁股看似累赘，其实是重要的辅助工具，它厚重而结实的肌肉可以反复拉动大腿前进，同时还是有效的重心平衡工具——防止身体前倾，不至于在奔跑途中一头栽倒在猎物的屁股下。

古人早就对自己的长跑能力有模糊的认识。据说神行太保江州戴宗双腿绑上四个甲马，作起法来日行八百里，为救宋江披星戴月，一日夜跨山过河奔上梁山，时速超过了马拉松世界最好成绩。这个故事虽然有小说家吹牛的成分，但至少说明有些人确实很能跑。非洲的长跑冠军也一再向我们证明，人类的长途奔跑能力是自然界的一大奇迹。

可是，为什么我们需要如此特殊的长跑能力呢？

可以理解，在生存竞争异常激烈的稀树大草原上，没有哪种动物会主动把自己送到人类的嘴边。远古时期的人们还不懂得种植农作物，也不会驯养家畜，为了养活自己，他们别无选择，在采集野果之外，所能做的只

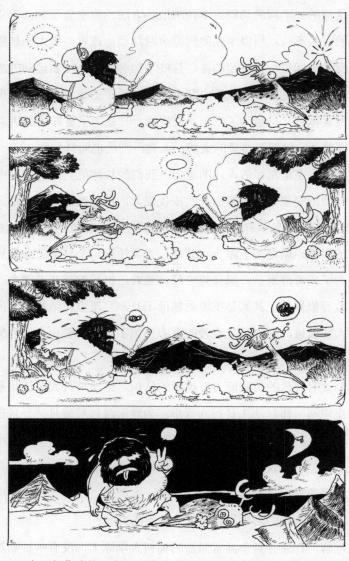

▲ 对于食草动物而言，早期人类的长途追杀非常可怕，他们不偷袭、不埋伏，也不设陷阱，只有一招——就是死追。他们会盯着一头鹿连续追赶一天一夜，直到把它追得口吐白沫、倒地不起。

有一件事情——长途追杀猎物。

　　对于食草动物而言，早期人类的长途追杀非常可怕，他们不偷袭、不埋伏，也不设陷阱——当时还不具备这种智慧，更不会使用什么像样的武器，刀枪棍棒都是后来的发明。他们只有一招——持续追赶，一招致命。现在非洲古老的桑人仍在采用这种原始的捕猎技术，美洲印第安人和澳洲土著也深谙此道。方法并不复杂，就是死追。他们会盯着一头鹿连续追赶一天一夜，有时可能会带上点干粮，一旦盯上就穷追不舍，中途不换人、不喝水、不休息，直到把猎物追得口吐白沫倒地不起为止。猎物在持续不断的追击之下，没时间吃草，无法喝水，得不到片刻休息，情绪一直处于惊恐之中，而越是惊恐则能量消耗越大。除了成为别人的一顿美餐，已别无选择。它们至死也没明白，自己为什么跑不过两条腿的人类，四条腿不是应该比两条腿跑得快一倍吗？

　　人类通过追赶获取猎物，这种观点已经得到证实——早期人类化石的关节磨损情况暗示，他们确实在奔跑。更有说服力的是，在早期人类化石附近，同时发现了很多其他动物的化石，这表明人类已开始集中屠宰猎物。此后，人类的脑容量迅速增大，很可能得益于肉食营养的增加。这些肉食主要来自人类的狩猎，也有可能来自食肉动物吃剩的残羹冷炙，但是抢夺剩饭的竞争者实在太多，人类在这方面根本不具备优势。他们首先必须赶走狮子，然后还要对付成群的鬣狗，此外还有在天上盘旋的秃鹫。这些家伙要么以暴力取胜，要么以数量欺人，或者干脆死缠烂打，又偷又抢，不依不饶，没有一个等闲之辈。与其和它们争一点碎骨残屑，还不如自己追杀猎物更加安全有效。

　　现在该回到正题了：人类的长跑能力和皮肤裸露又有什么关系？难道

只为裸奔时心情舒畅、跑得更快吗？

　　裸奔虽然不一定能让心情变得更好，却能让奔跑的时间更长。长跑过程必然产生过多热量，非洲的阳光又那么强劲毒辣，早期人类面临着身体过热致死的危险，他们必须装备精良的散热设施，那就是脱去了毛发的裸露皮肤。

　　人类脱毛是为了在追捕猎物时有效散热，这就是"散热理论"，因为散热的目的是为了狩猎，"散热理论"又被称为"狩猎假说"。

　　这一理论绝非空穴来风，现代人类的皮肤可以提供充足的证据。从皮肤结构可以看出，我们确实与众不同：哺乳动物大多具有三种出汗途径，即大汗腺、小汗腺和皮脂腺。大汗腺和皮脂腺都与毛囊相通，出汗时含油量大，会把毛发涂抹得油光锃亮，出汗太多时，油脂太重，甚至会把毛发粘在一起，为此，人类不得不发明洗发水来解决这一烦恼。我们说某人富得流油时，有时并不是夸张，而是一种真实的生物现象，皮下脂肪过多的人确实可能冒出更多的油脂，而油脂的散热效果当然不好。

　　散热效果最好的是小汗腺，这些细细的管道密集分布在皮肤之下，直接开口向外，主要分泌含有盐与水分的汗液，同时带走大量热能。人类小汗腺的数量比其他哺乳动物多得多，在极端情况下，一个人一天分泌的汗液可以装满 20 多个矿泉水瓶。也就是说，人类的流汗能力是动物界中最强的，换言之，散热能力也相应最强。我们从来没有看到一条狗拿着毛巾擦汗，因为它们的皮肤从不出汗。可以这样认为，其他动物皮肤的主要任务是保暖，而人类皮肤的主要任务是散热。这是两种相反的功能，鱼与熊掌不可兼得，人类在强化散热的同时必然降低了保温能力，因此需要一层厚厚的皮下脂肪，必要的时候还会披上一件其他动物的毛皮。

或许有人会反问：既然人类可以脱去毛发以提高散热能力，在同样环境下狩猎的其他动物，比如狮子、猎豹，它们为什么不脱去毛发？

狮子不脱去毛发，是因为不需要长途追杀，所以不需要太强的散热能力。之所以不需要长途追杀，源自它们的短途追杀效率极高，已经足以谋生，其他时间大可待着不动。很多食肉动物都非常懒惰，有时简直到了"令人发指"的地步。雄狮可以趴在树荫下，半天时间内连头都不转动一下，只是耳朵偶尔抖动表明它还活着，实在饿得不行需要捕猎时，也要等到太阳落山以后，那时光线暗淡易于伏击，气温也降了下来，略作行动也不至于中暑，并且真正投入战斗的往往是体形较小的雌狮——它们除了行动敏捷，散热能力也强于雄狮。

那些迫不得已需要在阳光下活动的食草动物，比如羚羊，除了脂肪少，还有一套独特的设备来为大脑降温，那就是长长的颈动脉丛。那些密集的血管紧挨着鼻腔，如同汽车散热器，可以有效带走大脑产生的热量，从而迅速冷却大脑。它们就算不裸露皮肤，日子也能过得去。而人类和其他灵长类动物都缺乏这种有效的散热装备。

有人可能会继续追问：既然狮子、猎豹可以在清晨或者黄昏天气凉爽的时候捕猎，为什么人类非要在白天顶着大太阳开工呢？如果错过太阳最热的时候出动，不就没有必要脱毛了吗？毕竟那件毛衣非常实用，否则到了晚上气温降低，裸体的人类就不得不面对寒冷的威胁。

事实上，现在还无法判断人类当时到底是不是在大白天活动，从化石中无法得出作息时间表，但可以推测相关的可能性。在如今的非洲大地上，只有两种动物顶着热辣的太阳在大白天捕猎，一种是非洲野犬，另一种就是人。

为什么人类不像狮子那样选择在早晚天凉的时候出动捕猎呢？难道白天伏在树荫下休息不好吗？把这个问题换成简短的句子表达就是：为什么人类不搞短程追杀？答案很简单，有些事情人类不去做，不是不愿意，而是不能够。

短程追杀这种粗暴剧烈的体力活动不是人类的强项。在非洲大草原上，早已云集着众多短程追杀高手——狮子、猎豹、鬣狗、狒狒等，它们个个身怀绝技，都是这一领域的顶级专家。相连的牙齿有着令人生畏的撕咬能力，锋利的前爪可以紧紧钩住猎物的身体，起落之间，生死已判。特别是狮子，成败只凭一击之功，一击失手，则当即罢休，根本无意远追——它深知跑不过那些行动轻灵的食草动物。

无疑，和这些"杀手"争夺猎物并非明智的选择，所以人类放弃了短途猎杀，主动错开了傍晚的捕猎高峰，而只在大白天动手，实行有效的长途追杀。换一个角度看也有道理，既然是长途追杀，就必须在大白天进行，傍晚时光短暂，有可能追着追着天就黑了，根本没有足够多的时间追到猎物。万一追出去太远，恐怕连回家的路都找不着，那时他们可没有手电筒。

狩猎假说是如此简洁优美，不像水猿理论那样——又要下水又要上岸，瞎折腾一气还没什么逻辑。科学界有个不成文的观点，越是简洁的理论，就越有可能正确。爱因斯坦在欣赏自己的质能方程时，曾经不无骄傲地赞叹说：这个方程肯定是正确的，因为它是如此简洁优雅。

简洁并不是狩猎假说的唯一优势，它除了能自圆其说，还可以与人类的直立行走、脑容量的增大及肤色变化等现象互相印证，因而得到了主流学术界的广泛认可。

按理说，关于人类体毛脱落的争论到此也应该结束了，但意外的批评却从最不起眼的角落响了起来。激烈的反击来自水猿理论的支持者，他们一直被别人反驳，这次终于等到了反驳别人的机会，他们非常清醒地指出：散热理论的研究对象只是男人——女人不必长途奔跑打猎，为什么也脱去了非常有用的满身毛发呢？但现实情况是，在世界各地，所有女人的汗毛数量都远远少于男人。

　　散热理论的支持者当然考虑过这个问题，他们打击过水猿理论，却不愿被水猿理论支持者打击。他们回应说：首先，女人不一定就不打猎；其次，就算女人真的不出去打猎，成功脱毛的男人也会把脱毛基因随机传给下一代，脱毛并不是伴性遗传，后代无论男女都有脱毛的可能。长此以往，脱毛就会成为流行事件，因为脱去体毛者在长途追杀猎物方面占有绝对优势，很快淘汰了没有脱毛的个体。

　　至于女人为什么比男人脱毛脱得更彻底，我们将在后面的章节再进行详细讨论，那是另一个复杂的问题。

那几撮
被遗留下来的
毛发

《《《《《《《《《《《《《《《《《《《《《《《《《《《《《《《《《《《

人体保留下来的毛发从上往下依次为头发、眉毛、胡子、腋毛和阴毛。但问题又来了：女人为什么没有胡子？

这些残留的毛发看起来并不起眼，而且稍显零碎，但事实上，它们各自都有存在的理由，不是可有可无的东西。先从最显著的头发说起。

很多农民都有后背被太阳晒出大片水泡的经历，勤劳勇敢的人们在田间劳作时往往会忘记遮阳，其实薄薄的一层衣物就足以挡住大部分紫外线。阿拉伯人做出了示范，他们在酷热的沙漠中穿着肥大的白色长袍，长袍质地厚薄适中，空气在长袍下可以自由流动，既能有效抵挡暴晒，又能迅速带走汗水，从而免受阳光的伤害。

问题是早期人类没有宽大的长袍，也没有遮阳伞，可他们却脱去了浓密的体毛，非洲的阳光又远比亚洲的强烈，在太阳下奔跑时到底该用什么来对付毒辣的紫外线呢？

答案就是头发，一头蓬松卷曲的黑发就是一把天然的随身小阳伞，而且不需要用手撑着。

人类的头发是所有哺乳动物中最为古怪的，在没有理发师的时代会不断长长，蓄一头蓬松的长发在当时并不是为了帅气，而是为了保护最重要的器官——大脑。浓密而卷曲的长发把阳光对人体的伤害降到了最低，并且因为人的身体与阳光平行，高高在上的头发不仅保护了大脑，还顺便罩住了身体，使70%以上的皮肤免受紫外线照射。

这解释了其他动物为什么没有长发。它们四肢着地，身体与阳光垂直，彻底暴露在阳光之下，就算有头发，作用也很有限，它们的最佳防晒方案是在待在阴凉处，而不是冒险在阳光下狂奔。另一方面，如果像猫、狗这样的四蹄动物都长发披肩，可想而知情况会有多糟，它们会时常踩到自己下垂的秀发而寸步难行。在人工培养的环境下，宠物狗就会出现头发过长的情况，主人不得不定期为它们理发。

现代社会还有一个典型的现象，那就是女人大多留着飘逸的长发，而男人则倾向于把头发剪短，这在世界各地都呈现出惊人的一致性，其中又隐藏着什么科学逻辑呢？

进化论学者起初没有把女人的长发当回事，但当他们认真思考这个问题时，却很难找到满意的答案。远古时期没有理发的概念，男人和女人应该留着同样的长发，中国男人直到清朝才开始剃头，民国以后才流行短发，而女人的长发却一直留着，这种现象背后必然有着某种重要因素在起作用。虽然有人说长发方便婴儿抓住母亲，不容易在行走时被无意丢弃，但大街上没几个婴儿是靠抓住头发和母亲保持联系的，那是黑猩猩幼崽干的事情，人类婴儿的行为能力远在黑猩猩之下，他们只能依靠母亲抱着。

仅从行为角度考虑，可能是男人剃去长发更为方便省事，而女人选择留下长发，不是她们不怕麻烦，而是需要用长发与男人区分开来——男女是两种不同的性别，必须在某些方面有所区别，否则就有被认错的危险。头发当然是非常明显的区别符号。当剪刀出现时，男女都面临着头发去留的抉择，到底是男人把头发剪短，还是女人把头发留长呢？结果男人胜利了，女人留长发可能是博弈失败的结果。

然而，这种观点有太多思辨的成分，而很少能找出进化依据。我们可能会更喜欢下面的说法，即长发可以做出各种发型，多变的发型又可以给男人留下不同的印象，让男人以为自己面对的似乎是不同的女人，这正符合了男人的微妙心理。为了制造更加复杂的多变性，女人还会把头发染成各种颜色，甚至戴上假发，她们似乎致力于不停地把自己从一个女人变成另一个女人，并以此让男人神魂颠倒。

女人留长发还有另一个好处，可以把脸衬托得更小，肤色显得更白，看起来也更年轻。把长长的头发用心梳理保养好也是勤劳的象征，同时也是营养充足、身体健康的标志。男人喜欢女人一头乌黑的长发，其实是喜欢她们健康的身体。从这种意义上说，满头秀发也是一种重要的性信号。浓密的头发足以向异性表明，自己正处在宜于生殖的青春期。

进化论中所谓的性信号，并不是使眼色想要上床的意思，而是向异性提供的一种特别暗示，表明自己身体健康、营养充足，可以生下很多健康的后代。暗示的方法多种多样，导致性信号的内容也是花样繁多。我们的身体几乎全副武装挂满了性信号，只是我们自己不知道而已。

头发之下就是眉毛。以光洁的额头为背景，两道眉毛特别明显，虽然占地面积不大，功能却不可小视，除了可以挡住雨水、汗水对眼睛的过度侵蚀，还可以减轻阳光的灼射。猎豹的眼睛下面有一条黑色泪线，棒球运动员在阳光下比赛时，也会在眼睛下面画出一条黑线。二者原理相同，都可以吸收眼睛附近过多的紫外线，从而有效减轻强光对眼睛的刺激。

除了功能性作用之外，眉毛也是传递情感信号的重要装置：人们都懂得浓眉倒竖或者紧锁双眉的含义，如果与眼白配合使用，则可以表达更加丰富的信息。人类是唯一拥有眼白的灵长类动物，黑猩猩没有眼白，所以总给人老谋深算之感。当你面对黑猩猩时，很难判断它是否在看着你，事实上，这种诡异的眼神可以让偷袭者放弃攻击，因为拿不准自己的行踪是否早已被眼前的"高人"看破。眼白还可以非常清楚地衬托出眼珠的转动方向，那样才可以做出所谓灵动的眼神。很多人都知道翻白眼意味着什么。但是，凌厉的眼神要是没有眉毛的配合，做出的表情就会有些莫名其妙。眉毛在表达冷漠、鄙视、愤怒或者欣喜时都不可或缺。

除了表达感情，眉毛还有装饰作用。配备两道剑眉的男人可以迷倒为数不少的女性，贼眉鼠眼的男人则明显吃亏。同样的道理，女人愿意花费大量时间来修饰眉毛，采取的措施如画眉、文眉等不计其数，就是想争取更多的关注。

眉毛还可以显示人的个性，大多数男性喜欢眉毛高挑的女性，这或许是女性遇上心仪的男士时会不经意地扬眉浅笑，传递出有兴趣交往的信息，因此，眉毛高扬易使对方心中暗喜。这样的女性往往更有亲和力。而长长的眉毛则可以把脸型衬托得更小，也更讨男人喜欢，所以不少女性有描长眉的习惯。中国古代的隋炀帝就喜欢这种妆容。宫女为了讨好皇帝，都有画长眉的习惯。有个低级宫女只因长眉画得好而连升三级，从普通宫女晋升为婕妤。从这种意义上说，眉毛也算是小小的性信号。

眉毛之下，最引人注意的大概就是腋毛了。直立行走为人体制造了很多副产品，比如腋窝，那本是一个物理现象，如果不是直立行走，双臂就不会自然下垂，也就不会形成如此浑然天成的腋窝。其他动物四足行走，从来不考虑腋窝的事情，而人类的腋窝已被开发成激素集散基地，因此需要一定的毛发覆盖，那就是腋毛。

腋毛的生物学功能与性成熟有关，比如可以有效延长性激素的挥发时间，从而吸引到更多的异性。试想，在辽阔的非洲大草原上，长期不洗澡的雄性古猿身上散发着浓烈的勾魂气息，足以令方圆几公里以内的雌性古猿为之神魂颠倒、意乱情迷。那时候，语言和文字还不成气候，情诗与情歌还派不上用场，更没有鲜花和蛋糕表达浪漫的爱意，请问，还有比这种四处散发天然勾魂气息更有效的求爱手段吗？那无法抗拒的气味，主要就是从腋下散发出来的。万一某个成年古猿不幸没有腋毛，所有气息在分泌后都烟消云散、随风而去，更不幸的事情就会随之发生——在空旷的大草原上，他将长期无人问津。没有人知道某处偏僻的角落还有一个多愁善感的家伙正在为情所困。他将因此而孤独终生，那可怜的局部无毛的基因也将因此而无人继承。

腋毛还能促进拥抱行为。直立行走使得男女互相靠近时鼻子同时迅速靠近对方的腋窝，这是直立行走带来的意外结果。许多动物彼此靠近时只会去闻对方的屁股，那里靠近阴部，是激素的集散地，从那里可以获取很多有效的发情信息。可是人类由于直立行走，这样做既不方便又不文明，取代的手法是拥抱。拥抱时男女同时张开双臂，腋下的气味得以尽情散发，抱得越紧，离对方的鼻子就越近，正好方便检验对方腋下的气味。女性腋下的气味腺比男性的更多且复杂，代表的意义也明显不同。我们常说臭男人，但很少说臭女人，表明她们的腋下确实散发出了不同的气味，那些激素混合物具有促进对方发情的功能。为了避免不必要的麻烦，腋下腺在青春期之前不会投入使用，直到性成熟之后才会悄然开启。与此同时，腋毛也开始生长。所以，腋毛必定对留住腋下气味意义更大，而不是为了减少奔跑时两臂摆动的摩擦。

现代女性倾向于剃光腋毛，其中包含的意思之一就是，她们不想保留太多的性激素信号。剃光腋毛被文明社会看作是有修养的表现。到处散发性信号容易引发不必要的竞争和骚乱，在文明社会一直受到各种形式的压制。农业社会也不需要这种强烈的性信号。群居生活决定了随意散发性信号会令很多人感到不安，所有的性信号都被控制在了适合的范围内，因此农业社会的女性腋窝散发性信号的功能被大大削弱。以中国为代表的亚洲人很少有腋下腺，一百个中国人只有两三个人有腋下腺，如长期不加以清洗甚至会被他人误认为狐臭；而欧洲人和非洲人几乎都有腋下腺，他们进入农业生产的时间相对较晚，还来不及清除腋下腺的气味。

阴毛是另一丛奇怪的毛发，它和腋毛有个共同的特点，即都是在性成熟之后才生长，说明这两处毛发与头发的作用明显不同。有人非常关心阴毛的具体功能，认为阴毛可以起到保护作用，比如防止风沙或小虫进入生殖器，但这种说法不能解释为什么性成熟之前就不需要保护，而且这种有限的保护只对女人有用。男人的生殖器时常挂在阴毛之外，要想得到有效保护，得长出一大丛蓬松的阴毛才行。还有人认为阴毛可以保温，可以防止精子和卵子被冻伤。这更是无稽之谈。阴毛下面并不是贮存配子的场所，至于普通的保暖作用，那点儿毛发能有多暖和？

事实上，浓密的阴毛既然在性成熟时才出现，就肯定是重要的性信号，而且这种信号只对直立行走的人类才有意义。人类的阴毛可以使阴部更加显眼，并保持激素的持续挥发，传播特殊气味，发出性成熟信号，是个体发育成熟与否的重要标志。

还有人认为阴毛是一种性装饰物，就像雄孔雀的尾巴，可以用来吸引异性。就人类的审美而言，阴毛似乎完全不能和雄孔雀的尾巴相提并论。假如阴毛真的在性选择中起到了重要作用，就应该旺盛地长满一大片，甚至有失控的倾向，形成一片黑乎乎的毛帘，像草裙一样挂在腰间。但事实上，大多数人身上的阴毛都长得很拘谨，并没有四处蔓延的趋势，当然很难起到炫耀作用。

头发、眉毛、腋毛和阴毛等各种零碎毛发的共同之处是男女都有，但胡子则不然，那是男人特有的装备。同样的理论可以解释阴毛，但很难解释胡子。可以看出，胡子问题要比阴毛问题困难一倍，那事实上是两个问题——不但要回答男人为什么长胡子，还要回答女人为什么不长胡子。

胡子的
广告
效果

<<<<<<<<<<<<<<<<<<<<<<<<<<<<<<<<<<<<<<<<

生物学家曾为胡子伤透了脑筋，几百年来，他们不断被别人追问，自己也暗中反复捻须沉吟：男女之间，为什么在这一片毛发上出现如此明显的差异？

平心而论，现在确实很难精确说明胡子有什么实际用途。如今男人都流行剃光胡子，除了有些超级马大哈刮胡子时割破了喉管，男人的生命并没有受到任何威胁，不长胡子的男人也没有感到明显的不方便。更何况，几乎所有女人都没有胡子，她们的生活照样充满阳光，男人为什么偏要满脸长着可以被刮掉的东西呢？

胡子在减少太阳辐射方面可能有一些作用。有研究表明，胡子在夏季的生长速度比在冬季平均快一倍以上，但那也有可能是天气炎热代谢加快的结果，食物丰富的夏天也更容易为胡子提供充足的营养。否则不好解释女人为什么没有胡子，其实女人应该更怕太阳晒才对。

比较能拿得出手的观点是，正因为胡子没有实际用途，看起来像是巨大的累赘，所以男人才长出满脸的胡子。他们似乎在用这种特殊的形式向女人炫耀：虽然胡子没有任何用处，但我仍然长了一脸，我负担得起这种累赘。这就是所谓的"累赘理论"。

累赘理论是进化生物学的重要理论，它曾经成功解释了雄孔雀华丽的尾巴。豪华的大尾巴对雄孔雀来说明显是沉重的负担，说白了就是个累赘，除了好看之外没有任何实际用处，相反还容易惹火烧身，成为捕猎者的目标，但雄孔雀却敢于拖着这个累赘趾高气扬地来回炫耀，说明它有能力背负巨大的累赘，足以证明它身体强壮，谨供雌性参考。这样的傻蛋也确实容易博取雌性的芳心。自然界从来不乏累赘理论的例子，比如麋鹿头顶如同树杈一般的大角，以及男人脸上夸张奔放的胡子。

其实，胡子并不完全是简单的累赘，它还是一种有效的广告，广告的内容为：有胡子的男人雄性激素水平相对正常，而雄性激素水平正常的男人肌肉也相对比较发达，这样正常的男人在野外可以获得更多的猎物。

在靠肌肉打拼天下的年代，体力是衡量人生能否出彩的重要指标。有理由相信，作为重要标志的胡子当然受到了男人的重视，男人重视胡子就是重视广告。他表面的意思虽然是你看我的胡子多漂亮，深层的含义却是你看我的体格多强壮，更深层的含义是你看我的雄性激素水平多高，而终极的含义则是，你看我的基因多好，和我在一起肯定会生下强壮的孩子。

女人无法直接检测男人的基因是否真的优秀，也不方便直接检测男人的雄性激素水平和体格强壮程度。但又必须有一个衡量标准来评估男人，在众多标准中，最简易可行的办法还是看胡子。

胡子有时会被进一步引申为力量的象征，而力量是雄性竞争的决定因素。大打出手会造成流血事件，只看一眼就能决出胜负是最好不过的事情，兵不血刃解决争端是动物界的通行原则，没事就打得死去活来只是特殊情

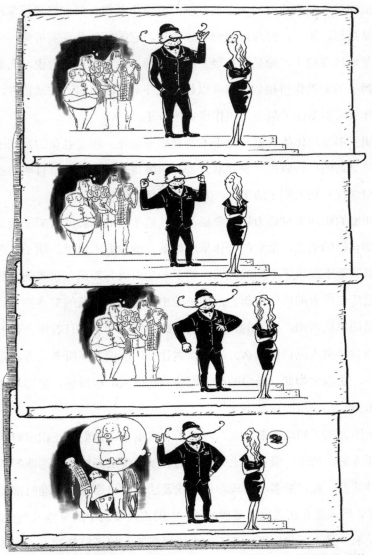

▲ 他表面的意思是你看我的胡子多漂亮，深层含义是你看我的体格多强壮，更深层含义是你看我的雄性激素水平多高，而终极含义则是，你看我的基因多好，和我在一起肯定会生下强壮的孩子。

况。但如何才能不战而屈人之兵，则需要慎重考虑。双方都必须拿出可靠的力量指标，胡子正好可以起到标志作用，它的好处是真实可见，全被清清楚楚地挂在脸上，像是高高竖立的广告牌。从这种意义上说，人类的胡子与狮子的鬃毛作用相似，都可以起到威吓对手的作用。在动物界，这种靠威吓就可以解决的战争，叫作仪式性争斗。

胡子不是具体的武器，对手不会被胡子勒死。决定胜负的是胡子产生的立竿见影的广告效果。决战双方都必须懂得这样一个不言自明的道理：能长出那样一把大胡子的男人，其体格也必然强壮。

旺盛的胡须不只是力量的象征，而且是年轻的标志。白胡子老爷爷很难掩饰自己的老态，他们的身体早已如落日般虚弱不堪了。胡子颜色的转变，其实等于发出了不同的声明，胡子一变而成为知识与权威的象征，那其实是广告内容的悄然更新。白胡子的主人走过了漫长的艰难岁月，经历了生活的风风雨雨，积累的人生经验要比年轻人的更多且有用，他们完全有资格指导别人应该做什么、不应该做什么，所谓"不听老人言，吃亏在眼前"，正因为如此，花白的胡子能建立起强大的权威感，更容易让年轻人折服。

正因为胡子如此重要，古人对胡子非常重视，他们会花很多时间和精力去摆弄它，梳理、染色、上光、加上套子，设法弄成各种卷曲形状，搞出各种造型，花样繁多，各成习俗。埃及法老在出席重大活动时都要戴上假胡子，后来连女法老也要戴假胡子。中国古代戏剧中的英雄多是大胡子，比如关羽、张飞、包拯等，无不以个性极强的大胡子形象示人。与此相对应，丑角的胡子往往短小而猥琐，其实这些都是不同的广告形式。宋朝的仁宗皇帝就曾专门给外国使节展示本朝官员的胡子，他认为那样可以显示出大国气象。

由此出现了一个新的问题：既然胡子如此重要，男人为什么又要剃掉胡子，甚至完全剃光呢？或者说，他们为什么要砸掉自己的广告牌？

当然没有人愿意自砸招牌。事实的真相是，他们是为了竖起一块新的广告牌。

刮胡子起初可能是出于战争的需要。肉搏战时期，胸前的一把大胡子如果不能顺利吓倒敌人，反而容易被对方抓住。后来，刮胡子才演变为男人的自觉行动。他们突然发现时代变了，文明的发展意味着肌肉男时代已经结束，新式武器更是给了热衷于拳脚功夫的男人当头一棒，人类对知识与艺术的重视，第一次超过了对体力的重视。这时，继续打出那种老式广告明显不合时宜，于是男人开始考虑新的广告形式，剃掉胡子是第一步，表明他们并不只靠肌肉打拼天下。

剃掉胡子以后，男人有了意外发现，他们看上去更年轻，产生这种视觉效果的原因很简单，小孩子都没有胡子，光洁的面部显示了幼态持续效果。同时，剃掉胡子的男人看上去也更整洁清爽，可以显示男人的某种生活修养。胡子虽然可以给人以权威与强壮之感，但同时也会留下苍老与邋遢的印象。

于是，刮胡刀这一产业应运而生。

起初，人们还舍不得突然丢掉这个使用了几百万年的超级广告牌，那等于无条件放弃权威与强壮的宣言书。但是，刮掉胡子所带来的好处显而易见，新式男性根本无法抵抗。面对这种两难局面，折中与妥协必不可少。他们在刮胡子和不刮胡子之间寻找着某种平衡，平衡的手段是只刮一半。这样，在刮胡刀的帮助下，人类刮出了各种各样的小胡子——希特勒的小胡子之所以出名，是因为它确实出名。日本人的小胡子也是同样的道理，他们试图用这种方式证明自己的强大，同时又显得年轻充满活力。

到了现代，刮胡子彻底成了自由的选择，男人多在两种选择之间徘徊，他们有刮的权利，也有不刮的自由。在刮与不刮之间，虽然没有用语言表达，但确实体现了某种微妙的心态变化。当早晨起来准备去参加一个重要的约会时，他们多半会刮光胡子；而如果当天的任务只是收拾碗筷、清洗尿布，不刮胡子似乎也无所谓。

刮掉胡子意外地给男人带来了一个新的手势。以往男人在仪式性竞争中会提醒对方注意自己的胡子，提醒的方式就是手捻胡须。自从刮了胡子以后，男人没有胡须可捻，于是习惯性地摸起了下巴。这个新习惯表达的却是旧意思，当某个男人对你摸着自己的下巴时，事实上是在向你示威，并试图展现自己的尊严。

下巴确实是重要的展示地带，雄性激素会刺激下巴变宽，剃去胡子后露出的宽下巴会给人以阳刚之感。而女人本来没有胡子，她们的尖下巴却更好看，那意味着她们体内雄性激素较少，性格更加温柔。所以，女人在自拍时都要努力打造尖下巴效果，诀窍是略低着头，使下巴看起来更小更尖；或者用一根手指压住下巴，使它强行变小，这样的动作也更显俏皮可爱。

明白了胡子之于男人的意义，女人没有胡须的问题似乎已经不证自明了。

女人没有胡须并不是没有长胡子的基因，而是刺激胡子生长的雄性激素水平不够。给女人注射高水平的雄性激素，她们照样可以长出胡子。那为什么女人没有足够的雄性激素呢？因为她们不需要体格强壮，也就没有必要在嘴唇处挂上一张巨幅广告。同时，没有胡子的女人也是幼态持续的重要表现，那会让她们显得更年轻，更容易迷住有胡子的男人，让他们去为她们战斗。

　　总体而言，人类体毛的整体脱落和局部保留都是对环境的适应，部分是男女博弈的结果。脱去体毛的人类发生了巨大的连锁变化，裸露的皮肤散热效果极佳，直立行走的潜能得以充分展现，长途奔跑使得捕猎效率空前提高，人类因此可以吃到更多的肉食，其营养水平大为改善，为人体的深入进化打下了基础。所以，人类脱去毛发远不只是流出更多汗水那么简单，那是继直立行走之后最重要的多米诺骨牌。最直接的效应是，使人类展示了另一个重要体征——没有毛发覆盖的皮肤将因此而一览无余。那么，选择什么样的肤色，又成了人类进化的另一重要任务。

性选择应该也必须与自然选择达成某种妥协，所以，人们不能放任对白色皮肤的喜爱而置自然选择于不顾，也不能任由自然选择留下越来越黑的皮肤而罔顾性选择的偏好。人类应该在白色皮肤的性感与黑色皮肤的健康之间寻找平衡。

　　大宋仁宗嘉祐年间，东京大相国寺西侧蜡梅街许府巷内一间小酒寮中，御前一品带刀护卫展昭正和几个兄弟推杯换盏。酒酣耳热之际，展昭便说起当年任包拯贴身保镖的英雄往事。某日得报，包大人在开封府遭遇刺客行凶，展昭随即十万火急赶去营救，到了衙门前飞身下马，拔刀刚要冲进府衙，却突然感到眼前一黑……这时，左右兄弟全都听得目瞪口呆，个个停杯急问：怎样？包大人出了什么事？展昭不急不慢先吃了一碗酒，放下筷子，轻描淡写地说：非也，我只是碰巧看到包大人出来了。

　　这是网上流传极广的"包拯很黑"笑话中令人印象极深的桥段。开心一笑之余，很少有人会去思考，为什么包拯的皮肤会那么黑？

　　历史上真实的包拯长得到底有多黑，现在已无从考证。不过可以肯定的是，当时的大宋刚从五代十国的乱局中恢复过来，南北商贸往来频繁，各色人等在欧亚大陆东西穿梭，中原地带出现几个肤色略黑的人也可以理解，包拯应该不是孤例。现在我们已经知道，不同地区呈现不同肤色是一种常态，就算相同地区的男女之间，也会呈现明显的肤色差异。人们甚至可以通过皮肤颜色来区分不同的人种。

　　用颜色区别人种，最早出现在一座3000多年前的埃及古墓中的壁画中，画中用不同颜料标明不同地域的人：埃及人被涂成了红色，亚洲人被涂成黄色，非洲（不包括埃及）人被涂成黑色，欧洲人被涂成白色。这给了后人某种启示。瑞典分类学家林奈（Carolus Linnaeus）也接受了这种方法，正儿八经地把各个洲的人种分别命名为亚洲黄种人、非洲黑种人、美洲红种人和欧洲白种人。这种命名法影响很大，几乎人人皆知。但这种分类方法并不严谨，甚至根本算不上科学，并且容易引发极其敏感的种族歧视，科学界早已弃之不用。现在得到认可的方式是把人分为四大类型，即欧罗巴人，也就是常说的白种人；蒙古人，就是我们黄种人；另一个是尼格罗人，指的是黑种人；而澳大利亚人种则指原住民部落，又称棕色人种。本书为了便于讨论，仍然采用肤色划分的方法。

同为人类，为什么我们的皮肤颜色却有如此巨大的差异？在肤色背后，难道隐藏着什么复杂的进化逻辑吗？

起初，人们很少考虑肤色问题，原始人类无车少马，由于遥远路程的限制，他们除了接触本族人以外，很难看到不同肤色的异族。当具备了长途旅行条件后，人们才有机会广泛接触其他肤色的人种，肤色差异这个问题才悄然浮现。

由于黑猩猩满身毛发，我们很少关注其皮肤的颜色。事实上，黑猩猩剃去毛发之后，皮肤要比黑种人白得多。既然人类是从与黑猩猩类似的远古猿类进化而来，关于肤色的第一个问题必然是：人类的皮肤为什么会变成黑色？我曾亲耳听到一位中学教师认真地谈论起这个问题，他虽然不从事这方面的研究，但仍然极其自信地给出了肯定的结论：黑种人的皮肤硬是被晒黑的，他们那里的太阳太毒了。

应该承认，给出"权威结论"的教师并不完全是信口开河，甚至并不完全错误——人的皮肤确实可以晒黑，女人的体会尤其深刻，所以太阳伞和防晒霜才有销路。但用这种经验来解释黑种人的肤色，则与正确答案相差太远。不过这一说法的方向却是正确的，确实有些学者相信，黑种人的肤色绝对与非洲的太阳有关。

黑皮肤
下的
重重内幕

<<<<<<<<<<<<<<<<<<<<<<<<<<<<<<<<<<<<<<<<<

太阳光谱中有一部分是紫外线，中波紫外线能直接被皮肤细胞中的DNA吸收，造成DNA损伤；长波紫外线虽然不能被DNA吸收，却能激发皮肤产生活性氧自由基，使DNA的损伤雪上加霜。这两种损伤都可以使细胞发生突变，进而引发皮肤癌。这是一个残酷的事实，长期日晒与皮肤癌之间的关系已被很多研究所确认，皮肤癌大多发生在暴露部位。白种人因此对太阳又爱又恨，他们涂掉的防晒霜远多于黑种人与黄种人。他们躺在海滩上尽情享受阳光的同时，心里却充满了惶恐与不安——白种人的皮肤癌发病率明显高于黑种人。

远古人类没有防晒霜，为了避免紫外线伤害，他们必须采取相应的保护措施。这个措施就是合成黑色素。

黑色素由皮肤黑色素细胞产生，可强力吸收紫外线，大幅降低紫外线对DNA的伤害，就像是给DNA撑起了一把小阳伞。不只如此，黑色素还能消除自由基，给皮肤细胞提供双重保护。当然，我们并不建议因此而把自己涂成黑色，墨水完全不能起到黑色素的防护作用。

黑色素细胞本身是透明的，并且很容易呈现出来，令皮肤看起来是黑色的。另外它还有一个特点：紫外线越强烈，合成的黑色素就越多，那正是皮肤被太阳照射后会暂时变黑的罪魁祸首，也是皮肤的正常应激反应。值得庆幸的是，晒黑的过程是可逆的，在隔离了阳光之后，黑色素就会逐渐消除。所以，大可不必担心在太阳下待的时间长一点就会变成黑种人。

如果你因此就断定非洲人的皮肤中黑色素细胞数量最多，那就大错特错了，不同地区的人种的黑色素细胞数量基本相等，区别在于黑色素颗粒含量不同。黑种人皮肤中的黑色素颗粒又大又多，比白种人多了40多倍，这些大粒黑色素遍布于各层表皮细胞内，且不易消除。黄种人和白种人皮肤中的黑色素颗粒较小，易被分解，仅存的不易分解的黑色素只分布于表皮的基底层细胞内，所以外表就不是那么黑。而黑色素颗粒的大小、多少由基因决定，这是不同的地区有着不同肤色的生物学原因。黑种人之所以合成那么多黑色素，正是为了保护皮肤免受紫外线伤害，从而大大减少了罹患皮肤癌的风险，这使得黑色皮肤在非洲受到了自然选择的青睐。

这一理论也符合大多数人的想象，通过简单的观察就能得出这样的结论：非洲地处炎热地带，靠近赤道的印度南部和新几内亚人的皮肤也都很黑，似乎确实是相同的日晒造成了相同的结果。当远离赤道时，越是向两极移动，人的肤色也似乎越来越白，到了北欧，原住民几乎全是白人——斯堪的纳维亚人据说是全世界肤色最白的人。

难道还有什么理论能比这个理论更出色地解释肤色现象吗？

但在有些科学家眼里，所有这一切都只是表象。

很多人都容易被表象所迷惑，得出的结论也只是表面性的结论。如果黑色皮肤的主要意义在于保护皮肤不被紫外线晒出皮肤癌，那么质疑声会紧跟而来。因为皮肤癌的发病概率很低，而且发病过程太慢，远没有呼吸道传染病的危害严重。在非洲，就算肤色较浅的人不幸得了皮肤癌，也不会立即丧命，仍有机会留下后代。此外，原始人类性成熟较早，在某些原始部落中，小孩到了 4 岁就要独立生活，活到 20 岁已经不错了，他们完全可以在小小年纪就生儿育女，而皮肤癌又很少在 20 岁之前发病。从遗传意义上来说，黑色皮肤的保护效果并不立竿见影。

由于皮肤癌理论存在明显弱点，导致更多的人提出了更多的理论，试图解释非洲人的肤色成因，但很少有人能做到自圆其说。

有一种理论和皮肤癌理论略有不同，他们认为黑色的皮肤主要是为了防止汗腺和皮下血管被阳光灼伤。还有一种理论认为：黑色素细胞其实是人体免疫系统的一部分，为人体筑起第一道免疫防线，以免被热带丛林中的霉菌或细菌感染。黑种人越黑，免疫能力就越强，越容易在热带丛林中生存下来。姑且不论黑色素细胞的免疫功能如何，假如只是为了抵挡病菌入侵，就根本没有必要合成那么多的黑色素。此外，现有证据表明，白种人的免疫能力似乎并不比黑种人的低。病菌又不会因为你黑而怕了你！

还有人说：黑皮肤的重要功能其实与紫外线无关，而是为了过滤阳光中的红外线。红外线有极强的穿透力，可以穿透皮肤直达内脏。黑色素过滤掉了过多的红外线，可以防止内脏过热。

这一理论在 20 世纪 50 年代的朝鲜战场上似乎得到了证明。当时，以美国为首的联合国军在寒冷的朝鲜作战，结果战场上被冻伤的往往是黑种人；黄皮肤的中国军人在长津湖一战中也因天气寒冷而伤亡惨重，非战斗减员超过战斗损失；而白种人的表现要好得多，很少出现冻伤减员的情况。有人认为，主要是深色皮肤阻碍了身体对红外热量的吸收，黑色皮肤的热辐射速度要比白皮肤的更快，也就是散热更快，无法有效加热内脏，因此最易被冻伤。但实际上，这极有可能是对环境不适应造成的——黑种人很少生活在寒冷地区，应对寒冷的能力自然不强。作为反证，因纽特人肤色并不白，照样能在北极圈内很好地生活。

还有一个最让人意想不到的理论，说黑色皮肤可能是一种伪装，甚至是对黑猩猩的模仿，可以让非洲人在丛林中更好地保护自己，悄悄接近猎物时不容易被发现。这似乎有点儿道理，电影中的江湖大盗在夜晚活动时，都会穿上一身黑色工作服。可是，黑种人与江湖大盗的区别在于，他们主要在白天活动，而军事迷都知道，白天最好的迷彩服并不是纯黑色，而是浅绿色花纹。大白天一个全黑色的身影在绿色草原上快速穿梭，是不是太过招摇了呢？还有一个因素使这个理论更加扑朔迷离——很多野兽原本是色盲，眼里只有黑白两色，那么白色也应该是一种伪装才对，在非洲也应该有一席之地，共同呈现一个黑白相间的非洲。然而事实却是：非洲土著几乎是清一色的黑种人，而绝大多数白种人都是后来移民过去的，或者只是短期旅游。

这意味着各种理论提到的限制因素，几乎都不是白皮肤的主力杀手，肯定还有更厉害的杀手在暗中潜伏，不声不响地慢慢干掉了曾在非洲生活过的皮肤不是那么黑的人。

另一些科学家相信，原始人类在非洲遇到的最厉害的"杀手"是维生素 D。

维生素 D 是一个维生素家族的总称，既然称为家族，肯定有很多成员。根据发现的时间先后，按老大老二老三的顺序一直向后排，排行第三的被称为维生素 D_3，对阳光中的紫外线尤其敏感，是最重要的一种维生素 D。

为了行文简洁，在这里只用维生素 D 代表诸多家族成员，不再分别讨论它们更加细致的功能。

其实，麻烦不在于维生素 D 种类很多，而在于人体不能自行合成这种物质，只能在紫外线的照射下，将胆固醇转化成维生素 D 前体。前体的意思就是，那还不是维生素 D 本尊，并不具备生化活性，还要在肝脏中处理一下，再通过血液运输到肾脏，经过进一步加工才能变成真正的维生素 D。接下来，维生素 D 将参与人体的很多代谢活动，特别是促进人体对钙的吸收，有利于强化骨质强度。

简洁点儿说，就是维生素 D 可以让骨头变得更结实。如果人体缺少维生素 D，最直接的表现是会患上骨软化症和佝偻病，患者容易跌倒和骨折，结果大大增加细菌和病毒感染的机会。因此，维生素 D 曾被称为佝偻病维生素。

佝偻病本身并不会立即致命，一个病恹恹的佝偻病人仍然是一个活人，但会带来严重的副作用。对女性来说，会造成骨盆畸形，并因此导致生殖失败。佝偻病人虽然可能会撑上一段时间，却很难留下后代，那是比皮肤癌更为残酷的自然压力，这一点已被远征格陵兰岛的早期白人殖民者用惨烈的方式加以证明。当时他们自以为凭借坚强的毅力和强悍的体魄克服了严酷的天气，顺利征服了格陵兰岛，但后来他们都消失了。对遗骸的调查表明，他们的骨盆出现了严重的畸形，原因是格陵兰岛靠近北极，光照严重不足，殖民者长期得不到充足的紫外线照射，难以转化出足够的维生素 D，结果全都得了佝偻病，这一并不可怕的疾病彻底灭绝了这些早期殖民者。

进一步的研究表明，缺少维生素 D 不仅会造成佝偻病，还会导致罹患癌症的风险增加，此外还与高血压、心血管疾病、糖尿病等很多疾病都密切关联。

因此，补充维生素 D 很重要。问题是人类无法从食物中摄取足够的维生素 D。好在我们还有一条最经济实惠的补充途径——晒太阳。

这种解决方法简单而且有效。正常人一天只要晒十几分钟太阳，就可以转化出足够使用的维生素 D。所以，晒太阳绝不是一件小事，小学生要保证足够的户外活动，连监狱里的犯人都要保证一定的放风时间。

或许有人会问：这逻辑是不是说反了？既然晒太阳能得到维生素 D，那大家都去晒太阳就是了，非洲人干吗还要那么黑呢？那样岂不是会过滤掉大量的紫外线，让阳光没有用武之地吗？

问题仍然出在维生素 D 身上，正所谓成也萧何，败也萧何。

人体虽然需要很多维生素 D，却远没有达到多多益善的境界。一旦合成的维生素 D 超过了机体的需求，就不得不通过肾脏处理后经尿液排出体外。肾脏其实就是人体内的污水处理厂。可以想象，合成的维生素 D 数量越多，肾脏的工作负担就会越重，无原则的强烈阳光照射会使肾脏出现慢性衰竭，最终连累个体一起崩溃。可见，人体对维生素 D 的需求是刚性需求，来不得半点儿妥协，但是又不能生产过量，不然也会出现间接的致命后果。

如果不想出现慢性肾衰竭，人体就要控制维生素 D 的生成量。而在生产维生素 D 的流水线上，很多环节人力无法控制——人不能让阳光中的紫外线自动消失，也无法不在太阳下行走，生产维生素 D 的胆固醇又是细胞必不可少的原材料。所以，最有效的方法只能是设法滤去阳光中多余的紫外线。为达到此目的，就必须增加黑色素。凡是黑色素不够的人——也就是不合时宜地出现在非洲的白种人——命运可能会非常悲惨，就算他们没有被晒出皮肤癌，也极有可能由于合成过多的维生素 D 而被慢性肾衰竭拖累至死。

现在，非洲人的黑皮肤有了更充足的理由：丰富的黑色素不但能滤去多余的紫外线以预防皮肤癌，而且能防止合成过量的维生素 D。

这似乎也是不同地区存在不同肤色的原因之一：走出非洲的人类只能节制黑色素的合成，以防屏蔽更多的紫外线。不同地区光线强度不同，居民的黑色素含量也必然不同——适量的黑色素意味着适量的紫外线与适量的维生素 D。如今，肤色的自然分布似乎是最好的例证：赤道地区的居民皮肤很黑；亚热带和温带地区居民肤色稍浅，呈黄色或棕色，而且容易被晒黑；而欧洲和极地周围的人肤色更浅，呈明显的白色，因为那里的阳光最为暗淡。为了得到更多的阳光照射，欧洲和极地周围的人不只皮肤变白，连头发也从黑色变成了金黄色、灰色或银白色，此类淡色头发更易于阳光穿透，能更好地促进维生素 D 的转化，甚至更有效地加热大脑。而非洲人黑色卷曲的头发却是用来隔绝阳光的。

维生素 D 还能很好地解释女人的皮肤为什么比男人白皙。无论天涯海角，几乎所有种族的女性，其肤色都要比当地的男性白一些。这一现象曾激起过很多争论，且争论仍在继续。维生素 D 理论现在也插了一脚。道理很简单，女人在怀孕和哺乳时要得到比平时所需更多的钙，因为她们不但要供给自己使用，还要给孩子准备一份，即她们要比男人得到更多的维生素 D，也就是需要更多的紫外线，她们有理由把皮肤变得更白。

男人偏爱白皮肤女人的终极原因是，他们喜欢的其实是能给下一代提供更多钙的能力。

到了这里，维生素 D 理论对肤色现象做出的解释是不是已经让你心服口服了呢？

但是，这个理论仍然有欠缺。

反对者指出：根据计算，如果非洲人仅仅要控制机体维生素 D 的适当产量，肤色深度就必须处于某个平衡点，那就是最佳肤色。最佳肤色使他们刚好能吸收到合适剂量的紫外线，不能多也不能少。但计算结果表明，在理论上，非洲人的肤色可以更白一点，那样生产的维生素 D 的量才是最合适的——不多，也不少。

就是说，要是只有维生素 D 的影响，非洲人的皮肤就不应该这么黑。

另外，慢性肾衰竭与皮肤癌类似，不会立即致命，留下后代的机会总还是有的。何况，现代非洲已经有很多白种人和黄种人入住，他们都没有出现明显的维生素 D 中毒现象。

那非洲人的皮肤为什么要这么黑呢？难道在维生素 D 背后还隐藏着另一个肤色杀手吗？

只要有另一个，就可能还有两个或三个，甚至更多的杀手。

在维生素 D 与
叶酸之间
左右为难

美国国家航空航天局（NASA）的卫星除了可以用来研究宇宙，还可以用来研究人体。它们所拍摄的地球臭氧层图谱，在生物学家那里派上了大用场。臭氧层的主要作用是过滤阳光中的紫外线，从臭氧层图谱中研究人员大致可以读出地球各区域紫外线的强弱。研究人员把这一图谱与相应地区的人群肤色进行了对比，结果令人振奋，正如预计的一样，紫外线强度与肤色密切相关。

密切相关的意思是：NASA 的卫星资料证明，人类的皮肤确实是越晒越黑。

但是，这一权威的卫星资料同时也带来了一个令人意想不到的情况。紫外线最强的时候是在夏季，按理说，赤道附近居民的肤色应该在夏季最黑才对。但事实并非如此，他们皮肤最黑的时候反而是在紫外线不是最强的秋、冬季节。

这一明显的事实带来了严重的逻辑困境：如果黑色素的主要功能是保护皮肤免受紫外线伤害，但在夏季最强的紫外线下皮肤却不是最黑的。这到底是怎么一回事？

科学家不能修改事实，他们不得不修改理论。他们承认，夏季皮肤不是最黑，必然有内在的原因。经过侦查，"元凶"在阿根廷现出了原形。

1996 年，一家阿根廷医院发生了一场连环悲剧，使科学家开始重视另一种影响肤色的因素。当时，一名医护人员同时护理三位年轻的产妇，三位产妇的身体都非常健康，没有任何营养问题，但是三位产妇都产下了神经管有缺陷的婴儿。医生立即着手寻找导致畸形的罪魁祸首。经过排查，医生发现唯一的可能是她们在怀孕初期曾享受过几次长时间的日光浴。

难道是太阳造成了这些可怕的畸形吗？它又是通过什么方式对孕妇施加如此残酷的影响的呢？

当然是通过皮肤。

夏天的阳光虽然和冬天的同样刺眼，其中的长波紫外线剂量却存在巨大的差异。夏天时阳光中的长波紫外线剂量最低，冬天时则剂量最高，而长波紫外线能穿透大气层直达地球，但那还不是终点。长波紫外线还会继续射穿人的皮肤，直达身体内部，深入到每一根血管之中，进而破坏血液里的一种重要物质——叶酸。

叶酸是人体必需的 B 族维生素之一，是可从菠菜叶中提取的一种酸性物质。人体不能合成这种物质，好在自然界中广泛存在着叶酸，其在绿叶蔬菜、蘑菇、动物肝脏、豆类、坚果中的含量都很丰富，对于杂食的人类来说，一般不会出现叶酸缺乏症状。但是，叶酸有一个重要的弱点，它可以被长波紫外线轻而易举地分解。若将血清暴露在烈日下，一小时后，叶酸浓度就会下降至非正常水平。

更加不妙的是，叶酸是合成 DNA 的必需因子，任何细胞分裂都离不开叶酸。如果只是普通的细胞分裂，比如表皮增长，那也就算了，出现几个歪瓜裂枣的细胞也不是什么大不了的事情，问题是生殖细胞也需要不断分裂。对于健康的男性而言，身体每天要生成数以亿计的精子，因此对叶酸的需求量非常大。一旦叶酸缺乏，不仅精子数量减少，畸形精子的比例也会大幅上升，很多精子根本就是滥竽充数，毫无授精能力，射出之后就立即变成了垃圾。因此，男人在备育期间应尽量少晒太阳，同时也要少抽烟喝酒，这些都会迅速消耗叶酸，情况严重时会导致男性不育，或导致产生高达 1/3 的不合格精子，进而增加女人流产的概率。

但真正令人担心的不是男人缺乏叶酸，而是女人，特别是怀孕的女人缺乏叶酸。男人的精子数量庞大，缺乏叶酸导致的损害是小概率事件。而女人不同，她们一个月只排出一枚成熟的卵子，一旦受精，则受精卵将继续受到叶酸缺乏的影响，因为胎儿的肌体在子宫期间几乎一直处于快速的细胞分裂状态。

这时，女人白皙的皮肤就显露出了双刃剑效果。

白皙的皮肤可以通过更多的长波紫外线，使体内更多的叶酸遭到破坏；其次，孕妇还要为胎儿准备一份叶酸，需求量当然更大；另外，雌激素也会破坏叶酸。叶酸在女性体内面临着四面楚歌的境地，有着稍不注意就会遭到分解的悲惨命运。

正是这个原因导致孕妇更容易出现叶酸缺乏症，她们对叶酸的需求是正常人的 5 倍，一旦缺乏，就会出现各种胎儿畸形，甚至产出无脑儿。据美国卫生机构统计，新生儿死亡案例中有 15% 是叶酸缺乏造成的。如果在孕妇的饮食中添加富含叶酸的食物，会将产生畸形儿的风险降低 75%。可见叶酸是非常强烈的自然选择因素。那三名不幸的阿根廷产妇正是在关键时期晒了过多的太阳，导致体内的叶酸被破坏得过多，最终泪洒产房。

在远古时期，古人所能做的事情非常有限，他们只能顺应自然选择的压力，不断调配自己的肤色。由于冬日阳光中的长波紫外线强于夏天，为了保护叶酸，冬天的肤色当然反而比夏天更黑，这样才能阻挡更多的紫外线进入体内。所以他们不能随心所欲地想有多白就有多白。

现在问题似乎已经非常明了：人体对维生素 D 的需要促使皮肤有变白的趋势；而出于保护叶酸的目的，又必须维持一定的黑色。皮肤为此而左右为难，自然选择应该在这两种相反的需求之间寻找到一个平衡点，即所谓最佳肤色，否则所有人都会被无情的阳光杀死。

地球上现有的不同肤色，似乎正是在黑白之间寻找平衡的表现——为了应对不同的阳光照射强度，最合理的颜色应该不是极黑，也不能纯白。只有最佳肤色允许适量紫外线通过，既最大限度保护叶酸不被分解，同时又能合成足够的维生素 D。因为不同地区、不同季节的阳光和紫外线的强度不同，最佳肤色也常因时因地而不同。

假如这一理论是完美的，那么最佳肤色必然存在。由于肤色深度应与紫外线强度变化成比例，相关证据也应该很容易找到。

为了验证这一理论，臭氧层的卫星资料再次被拿来作为裁判。研究者同时分析了大量人群体内叶酸和维生素 D 的生化含量，结果表明，最佳肤色与日照强度基本相符，相符人群基本都在当地繁衍了 10000 年以上，正是所谓的原住民。他们的肤色基本满足叶酸和维生素 D 的中庸需求。从某种意义上说，那就是适合当地环境的最佳肤色。肤色与日照强度不相符的都是近千年以来的移民，他们显然还来不及改变。

然而，这样的解释真的无懈可击吗？

最佳
肤色理论的
悖论

根据最佳肤色理论，可以这么理解，在远古时期，黑种人的肤色在非洲是最佳肤色，但在欧洲就不是。而白色肤色在欧洲是最佳肤色，在非洲就不是。中国人介于两者之间，视乎具体环境，可以黑一些，也可以白一些。在长期的自然进化过程中，最佳肤色应该更适于生存。

要是你就此相信每一个地区都有最佳肤色，并努力将自己化妆成那种颜色，你就有点操之过急了。在这个星球上，总是会出现各种例外。比如靠近北极的格陵兰岛，根据最佳肤色理论，岛上应该居住着纯天然的白人，但是，格陵兰岛的原住民因纽特人却有着深色的皮肤。好在这一矛盾已得到解决，他们的饮食比较特殊，吃的全是海鱼，而海鲜中富含大量的维生素 D，所以因纽特人不需要通过变白来弥补紫外线的不足，他们有条件保持深一些的肤色。随着时代的发展，年轻的因纽特人习惯于从超市购买大量方便食品，吃的海鱼相对少了许多，于是这些远离赤道的深色皮肤青年开始患上佝偻病，以至于当地政府不得不要求他们每天必须有 15 分钟的户外活动时间。而在这之前，因纽特人从不知道佝偻病为何物。

　　如果说因纽特人的肤色已被海鱼所化解，那么，没有海鱼可吃的印第安人就给最佳肤色理论带来了真正的麻烦：美洲赤道地区的阳光与非洲地区的一样毒辣，却从没出现过黑人，直到白人把黑人贩卖过去为止。所有的印第安人都保持了从亚洲过去时的黄色，而没有变成黑色。

　　假如有最佳肤色，那么印第安人的肤色就错了。

　　而印第安人的肤色是存在的事实，事实是不会出错的。

　　那只能怀疑到底有没有最佳肤色。

　　可是，这一理论的支持者不认为他们的理论有问题，他们声称这个反例可以被解释清楚：印第安人到达美洲的时间不长，只有10000多年，这么短的时间还不足以让他们从黄变黑。这似乎是个不错的理由，毕竟基因突变不是拔起萝卜种下土豆那么简单的事情，正确的基因突变需要大量的群体和漫长的进化时间。

　　可要是以时间为借口，新的麻烦就会接踵而至。这一次是北欧斯堪的纳维亚半岛上的居民提出了挑战。斯堪的纳维亚半岛长年日照不足，阴冷而潮湿，岛上的居民似乎有理由变白。事实也正是如此，他们都是白种人。但问题也正出在这里，他们实在是太白了，是全球最白的居民，可他们却只是在5000多年前才到达该半岛，此前那里一直被冰川覆盖。尽管他们去得这么迟，比印第安人到达美洲晚了至少5000多年，但肤色仍然成为全球最白。为什么印第安人在两倍长的时间里却不能顺利变黑呢？如果印第安人的进化时间不够用，为什么斯堪的纳维亚人的时间就够用？

　　有人立即会说，斯堪的纳维亚人的肤色在进入北欧之前就已经是白色，他们不存在时间不够用的问题。这样解释也行，但那又和当地的气候无关，亮眼的白色就不能算作是当地的最佳肤色。

　　后来发现，印第安人和斯堪的纳维亚人竟然都还不是最大的麻烦。最大的麻烦是由东南亚热带地区的居民造成的，他们同样也靠近赤道，但我们从来不认为他们是黑人，他们的肤色虽然深一些，但还没有深到发黑的程度，这又是什么原因？

　　有人补充说，那与东南亚的热带雨林气候有关，雨林对皮肤有一定的保护作用，所以皮肤不需要太黑。问题是，这是给最佳肤色理论设下的可怕的连环套：要是雨林可以保护皮肤不会变黑，同在赤道附近的西非与东南亚的气候非常相似，那里同样水汽蒸腾、云雾缭绕，日照时间极短，有时甚至一天不超过 3 个小时，但令人难以想象的是，那个地区的居民皮肤依然很黑，而且是全非洲最黑的！

　　最佳肤色理论几乎被这一系列的麻烦搞崩溃了，该理论的支持者很难再让别人相信日晒强度与肤色成正比关系。而这还不是最沉重的打击，最沉重的打击来自澳大利亚附近一个不起眼的小岛——塔斯马尼亚岛，一条海峡将它与澳洲大陆隔开。这条海峡大约有一百五十多公里宽，岛上的原住民还不会使用船只。也就是说，他们根本无法越过海峡与澳洲大陆往来。那他们是怎么过去的呢？

　　那还是在 10000 多年前，地球正处于冰川期，澳洲的一批原住民踏冰登岛。后来冰川消退，海水上升，彻底隔断了去路，他们就此被永远留在了那座孤独的岛上，只能与澳洲大陆隔海相望。10000 年的时间里，岛上居民过着与世隔绝的生活，直到欧洲殖民者打破这种宁静。

　　欧洲殖民者发现，那座孤岛是典型的温带气候。按照最佳肤色理论，岛上居民的肤色应该和温带地区居民的肤色一样，也是白色的，至少也应该是黄色的。但不妙的是，他们的肤色是黑色，而且是非常黑的黑色。

这群已经灭绝了的塔斯马尼亚人，几乎把最佳肤色理论的支持者堵得哑口无言。顺便说一句，他们不是自然灭绝的，也就是说，不是因为肤色或其他原因而被大自然淘汰的，而是被阴险的英国殖民者杀害的。

如果你认为这已经是对最佳肤色理论的致命打击，那你就想错了。足以让该理论彻底崩溃的致命打击出现在神秘的所罗门群岛，那里有很多诡异的传说，然而对于科学家而言，最诡异的却是当地人的肤色。

所罗门群岛位于澳大利亚东北部的南太平洋上，共有近1000座岛屿。因为大洋阻隔，彼此交流极不方便，人口流动率极低，社会文明程度较落后。但各个岛屿之间相距不远，气候环境相差不大，是研究人群多样性的极好样本。从理论上来说，各个岛屿上的居民的肤色应该非常接近，但令人惊奇的是，当地居民有的肤色极深，有的肤色却极浅。更奇特的是，两种肤色的人比邻而居，抬眼一看，黑白相间，构成了一道独特的人文风景。

这道独特的风景实在让最佳肤色理论的支持者望"肤"兴叹。如何用最佳肤色以及太阳的紫外线作用等因素来解释近距离出现的巨大肤色差距呢？答案只有四个字——没法解释。

面对层出不穷的反面证据，早有学者明确表示：肤色深浅根本与阳光无关。比如，人类获得维生素D的渠道多种多样，并非只能靠阳光照射。同样，叶酸虽然可能被阳光破坏，但也可以很快从食物中得到补充。皮肤黑一点儿或是白一点儿，并不是那么要命的事情。

非要寻找制约肤色的因素，恐怕既不是维生素D也不是叶酸，而是合成黑色素的主要原料酪氨酸，这种氨基酸无法从阳光中获取，只能从食物中得到。摄入的富含蛋白质的食物越多，得到的酪氨酸就越多，才有可能合成更多的黑色素。原来皮肤变黑也需要本钱。原始人类在炎热的非洲很容易通过采集和狩猎得到丰富的蛋白质，他们有资格变黑。而远离赤道的地区气候阴冷潮湿，导致食物匮乏，身体好不容易吸收到的酪氨酸多被用作其他营养途径，不能拿来合成黑色素，所以那里的人的皮肤只能白一些了。也就是说，因为营养水平上不去，才不得不变白。

如此说来，肤色竟然跟阳光没有半点儿关系。臭氧层图谱能证明某地紫外线强烈，而事实也证明当地的确有充足的光合作用，因而能给人类提供充足的食物——是充足的食物让人变黑，而不是紫外线让人变黑。

这样绕来绕去，如果你已经快要晕倒在地，那就对了，说明你在认真思考这个问题。肤色问题看似极其简单，现在却被弄得错综复杂、自相矛盾，简直乱成了一团麻，主要原因在于，这个问题本身就自相矛盾，所罗门群岛就是鲜明的例子。对于自相矛盾的现象，只用简单的理论当然难以解释清楚。有的时候，科学家不得不采取更为复杂的策略，拿出更为复杂的理论来。相对而言，前面提到的理论都显得过于单一或稚嫩，只能作为系统解决方案中的一个分支。

那么，肤色问题还有希望得到漂亮的解释吗？当然有，并且这次的解释更加令人感到惊艳，我们甚至可以用它解释更多、更复杂的生物现象，肤色问题只不过是小菜一碟。

达尔文的
又一个
发现

　　这个令人感到惊艳的强悍理论，从诞生的那一天起就显得那么卓尔不群，其独特的观点几乎把生物学界分裂为对立的两大门派，彼此互相攻击了许久，大家都在猛烈指责对方无知，可他们明明都是科学家。直到最近，两派才分出了高低，支持者渐渐占据上风，就像多年的媳妇熬成了婆，很快就散发出了异样的光芒。人类的肤色难题就在这光芒的照耀之下，得到了另一种看似圆满的解答。

　　回到 100 多年前，达尔文有一段时间对雄孔雀非常着迷，他反复观察它们的尾巴，那不是为了欣赏，相反，雄孔雀华丽而夸张的大尾巴让他异常沮丧。根据自然选择理论，动物的身体结构必然要有利于生存，这是《物种起源》的核心内容。但谁都可以看出，雄孔雀的大尾巴虽然漂亮，却明显不能为雄孔雀带来任何生存上的好处，可是雄孔雀却趾高气扬地拖着大尾巴到处显摆。达尔文想不通：花费如此巨大的代价拖着这么一副无用的大尾巴，到底有什么生物学意义呢？在狮子等捕食者看来，那只不过是一盘装扮得五彩缤纷的冷切肉而已。

这个奇怪的现象让达尔文烦恼不已，如果找不出合理的解释，自然选择理论将被雄孔雀的尾巴击败。

很快，他发现了线索：雄孔雀的尾巴并不是特殊的生物现象，相反，自然界存在着大量不可思议的类似结构，比如男人的胡子和女人光滑细腻的皮肤。这些结构都有一个共同的特点——体现了两性之间的重要差别。

最后，伟大的达尔文对这些结构进行了总结，并给出了一个聪明的结论——性选择！说白了就是，因为雌性喜欢，雄性就必须长出那些奇怪的结构，反之亦然。他不只打算用这一理论去解释雄孔雀的尾巴，还计划解释所有自然选择无法解释的生物现象。达尔文相信，自然选择只是解决了生存问题，只有性选择才能解决繁殖问题，两者缺一不可。

儒家所谓"食色，性也"，算是切中要害，那绝不是误打误撞得出的结论，而是对人类长期观察的结果。只可惜他们缺乏必要的科学素养，没有提出中国的进化理论。

但性选择理论并不为其他学者所接受，他们不能忍受男人需要接受女人选择的事实，当时大部分学者坚称：这个世界只有自然选择，根本没有什么性选择。虽然达尔文一向对批评意见不放在心上，但这次反对力量如此强烈，导致性选择的支持者处于绝对下风，他也有无能为力之感。这种局面直接造成性选择理论被埋没了100多年，直到自然选择遇到了巨大的困难，比如很难解释男人的胡子和肤色等问题，而性选择理论正好可以为此类难题提供完美的答案，这才重新受到了大家的关注。

那么，性选择理论对人类的肤色又有什么高见呢？能解释清楚所罗门群岛黑白杂居的现象吗？

为了便于理解，先让我们再次回到女人的皮肤为什么比男人更为白皙

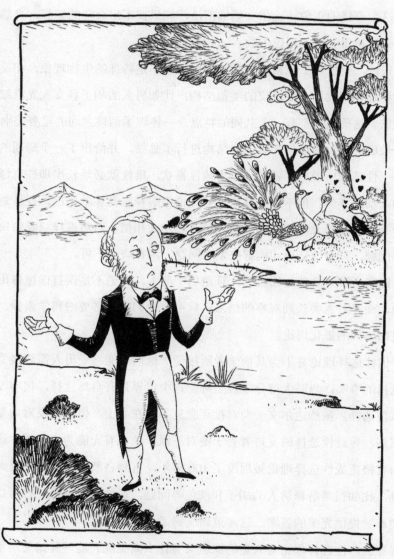

▲ 根据自然选择理论，动物的身体结构必然要有利于生存，但谁都可以看出，雄孔雀的大尾巴虽然漂亮，却明显不能为它带来任何生存上的好处……达尔文想不通：这到底有什么生物学意义呢？

这个问题上来。前面曾经提到，女人的皮肤之所以更白，是出于吸收更多紫外线的需要，以便制造更多的维生素 D，从而保障后代对于钙的需求。事实上，这种说法与叶酸理论互相矛盾，因为更白的皮肤也容易损失更多的叶酸。从这个角度考虑，女人的皮肤应该比男人更黑才对。如果要寻求黑白之间的平衡点，至少应该和男人的肤色相差无几。

性选择理论根本没有考虑阳光因素，而是认为女人的皮肤其实是幼态持续的表现，之所以保持这种幼态，就是由于男人喜欢——光洁细腻白皙的皮肤，可以证明身体里没有寄生虫，也没有皮肤病，是年轻和健康的证明，和这样的女人发生亲密关系没有被传染疾病的危险；拥有健康皮肤的女人营养也必定充足均衡，后代成活率肯定更高。

既然女人的皮肤可以向男人传达如此丰富而重要的信息，她们当然要用好这个广告。这也顺便解释了女人为什么没有胡子，没有胡子的脸庞可以向男人展示更多的面部皮肤，也就是做更多的广告。

免费说个诀窍：如果某位女士在某位男士面前总是向后梳理自己的长发，比如挂在耳后，以便展示更多的面部皮肤，那就等于在向那位男士告白了。要知道，耳垂附近的皮肤又白又嫩，可是极好的展示地带。

现在，让我们把目光从女人的脸上移开，思路回到所罗门群岛。根据性选择理论，该如何解释那里的居民肤色有黑有白？

越是复杂的问题，性选择理论解释起来反而越是简单，原因只有一条：有人喜欢。有钱难买人喜欢，这就是性选择理论的强悍所在。但喜欢一个东西总要有点儿原因，说不出原因的喜欢就是耍无赖。某人喜爱某种肤色的原因，可能源于家人的影响。所有人见面最频繁的，必然是自己的父母和兄弟姐妹，亲人的肤色将影响性选择的标准。在家庭肤色氛围的长期熏陶下，黄种人会认为黄种人最好看；而黑种人则以为黑种人最漂亮；白种人当然认为白种人最迷人了。既然如此，突然出现的其他肤色就不容易被当地人所接受，变异的肤色找不到配偶，变异的基因也就遗传不下去了。

这可能正是为什么非洲黑人会杀死白化病病人的原因。从宗教上而言，他们认为那种肤色是魔鬼的化身，处理的手法也极端恐怖——直接吃掉。事实上，这属于另一种理论观点，叫作父母选择，即父母在塑造肤色方面起到了重要作用，当父母生下和其肤色不一样的孩子时，就会发生杀婴悲剧。从进化论的角度观察，出现在非洲的白色突变体就算不被吃掉，也难以正常存活下去——白色皮肤在黑色大环境下根本没有进化的机会，会遭受审美和文化的双重排斥，此外还会受到自然选择的无情打压。

长此以往，在一个区域内往往只有一种主流肤色，而主流肤色应该最具自然适应性，比如黑种人在非洲、白种人在欧洲、黄种人在亚洲。性选择理论通过不同的推理途径，得出了和最佳肤色理论相同的结果。

但性选择理论还可以解释更多。所罗门群岛的居民来源复杂，而他们都只喜欢和自己肤色相近的人结婚，因此保持了不同群体之间的肤色差异，这才出现了黑白杂处的奇特局面。

用性选择理论解释人类肤色虽然很方便，但这一理论不容易被验证。我们很难把一对白种人父母强行染成黑种人，然后看看他们生下的孩子到底是喜欢黑种人还是白种人。

好在我们可以用动物做实验，而且真的有人做过这样的实验。雪雁是一种漂亮的小鸟，有蓝色的，也有白色的。有意思的是，蓝色雪雁只和蓝色的同类交配，白色的当然只和白色的同类交配。于是，科学家不禁要想：这种交配倾向是天生的呢，还是受到父母的影响衍生出来的呢？

　　为了验证这个问题，研究人员把刚孵化出来的白色小雪雁放进蓝色雪雁的鸟巢里喂养，反之亦然。结果很有趣：这些小家伙在养父母的抚养下长大以后，无论自己的毛色是蓝还是白，都只喜欢和与养父母毛色一致的鸟交配。要是养父母一蓝一白，小家伙长大后就不会挑剔，它们蓝白通吃。

　　为了进一步分析家庭影响，研究人员开始恶作剧，他们把一些雪雁染成了红色。结果正中预期，红色雪雁养大的小家伙也只喜欢红鸟。也就是说，审美情趣是后来学会的，是家庭熏陶的结果，与基因无关。

　　如此看来，某些性选择的标准确实是由品位决定的，而品位有时是没有道理的，虽然说好品位取决于好基因，但蓝色羽毛和白色羽毛可能同样好，这时品位就可以随意发挥。喜欢蓝色也好，喜欢白色也好，甚至可以喜欢红色，对生存都不会产生太大的影响。

　　鸟类能这么干，人类为什么不能呢？人类与鸟的品位大同小异，你可以稍有自己的偏爱，比如偏爱黑肤色或者黄肤色，那是个人自由。因为品位有时没有道理，所以肤色分布有时也没有道理：人可以黑，也可以白，当然更可以黄。而肤色多样性只是品位复杂性的一个佐证。我们无法指责不同的品位，我们只能接受事实，并承认肤色混杂本身就是硬道理。所罗门群岛的黑白杂居现象是对性选择理论的回应，是既成事实，人们不必对此过分惊奇。

　　然而，性选择理论也有麻烦：如果品位可以影响肤色，非洲人的品位就不应该如此整齐划一，那里起码也应该有黄种人，间或有几个白种人。为什么没有呢？那只能说明性选择理论虽然惊艳，但还没有达到万能的程度，彻底排除阳光的影响明显不合时宜，性选择必须收敛自己的个性，并与自然选择实现某种默契的配合，否则只能自取灭亡。

性感，
推动人类进化的
重要动力

<<<<<<<<<<<<<<<<<<<<<<<<<<<<<<<<<<<<<<

或许有的读者看到这里，不禁会恼羞成怒，并厉声责问：到底有没有完全正确的理论？

有时候，追求完全正确的理论可能是一个误区，现在应该承认一个残酷的事实：只用简洁单一的理论不可能完全解决肤色问题，就算强大的性选择理论也不行。我们应该抛弃对单一理论的偏好，那种做法在物理学和其他学科中或许行得通，但在生物进化领域，特别是人体进化方面却难以奏效。对于极度复杂的问题，我们必须学会接受综合的理论解释。

前面所提到的各种理论，可能都有其正确的一面：在不同区域、不同时间，不同的因素会对人类的肤色施加不同的影响。由于影响因素的多样性，才导致了肤色现象的复杂性。比如黑色皮肤在丛林中可能确实具有伪装效果，特别是在没有房屋的年代，人们夜晚都在外面睡觉，黑色皮肤可以彻底融入黑色的夜晚，被夜行的肉食动物发现的可能性大为降低；白色皮肤相对而言肯定更加危险，所以进化出来的时间最晚，那时人们已经开始穿衣服，并且住进了山洞等简陋的住所——白花花的肉体在夜晚不会再成为醒目的靶子。

　　既然每种理论可能都有点儿道理，就需要看哪种因素在哪些地方影响更大。比如，在紫外线辐射强烈的地区，女性就处于两难境地，她们一方面承受性选择的压力，想努力保持美白，同时又要保证在妊娠期合成更多的维生素 D；另一方面，她们又必须变黑，否则强烈的紫外线将破坏她们体内叶酸的正常储量。她们最终呈现的肤色，就是取得了平衡的最佳肤色。

　　可以认为，性选择应该必须与自然选择达成某种妥协，所以，人们不能放任对白色皮肤的喜爱而置自然选择于不顾，也不能任由自然选择留下越来越黑的皮肤而罔顾性选择的偏好。人类应该在白色皮肤的性感与黑色皮肤的健康之间寻找平衡点，受此制约，赤道附近的人类显示了较黑的肤色，但又不至于如煤炭般漆黑。

　　关于印第安人为什么没有及时变黑，而斯堪的纳维亚人为什么又会迅速变白，可能只是变黑与变白的速度真的不同。对人类而言，变白容易，变黑更难。因为变黑承受的自然选择压力更大，变白则相对较小，其根本的原因是维生素 D 比叶酸更重要。换一种表达就是：变白比变黑更重要。

　　变白更重要的意思是，人们总是希望变得更白，就像所有人都想得到黄金，所以黄金很重要一样。而重要的东西总是首选的东西。偏爱白皮肤的审美情趣也起到了助推作用，在黄色和棕色肤色地区，变白更容易得到优秀的配偶，变黑则相反。在控制色素的基因层面也存在同样的趋势，变白的根源是失去黑色素基因活性，变黑则是获得黑色素基因活性。现在已经知道，控制黑色素合成的基因有好几个，必须协同工作才能合成出适当的黑色素。所以，变黑更为复杂，而变白则相对简单得多，因为失去某个东西比得到它要容易得多。如果变黑是逆风而行，变白则是顺势而下，花费的时间当然要少。因而，斯堪的纳维亚人可以在更短的时间内变得更白，而印第安人却没能在更长的时间内变得更黑，不是他们不想变黑，而是很难获得复杂的黑色素基因。

可以想象，随着交通的发达，未来世界人群的流动幅度会越来越大，非洲有了大批白人，美洲也有了大批黑人。各种肤色的人混合在一起生活繁衍，假以时日，肤色就会越来越趋向于中和。

但无论将来如何，当我们重新审视地球人的皮肤时，恐怕都不会只看到一种颜色。肤色毕竟不只是自然选择的结果，还与我们的品位有着千丝万缕的联系，而我们的品位有着如此巨大的天差地别，肤色也必将继续保持五彩缤纷的多样性。

要想更加深刻地理解肤色的所有意义，培养各种各样的审美观，我们还需要强大的认知能力，而这种能力在人类直立行走之初就已悄然构建，并最终展示了伟大的成果，那就是我们的大脑。如果没有发达的大脑，裸露的皮肤展示的肤色诱惑就将失去重要的审美价值。

展示性感并理解性感，一直是推动人类进化的重要动力。

脑袋并不是越大越好，那只
是身体应对环境的工具而已，超
出标准的工具就会变成累赘。如果
脑袋真的是越大越好，那么每种动
物都应该努力放大自己的脑袋，这个
世界将出现各种智慧生物与人类一较
高下的奇幻局面。事实却是，更大的脑
袋可能会带来更大的麻烦，因为那可能
需要付出更大的代价。

当考古学家在法国南部的一个山洞中发现一幅 30000 年前的壁画时，人们吃惊地发现，石壁上描绘的牛头人身像与 30000 年后毕加索的名作《牛头怪少女》极其相似，不过作画者并没有互相抄袭的机会，是艺术的灵感使他们跨越了 30000 年的时空，展开了一次精神上的交流。这种离奇的巧合，得益于我们的大脑在数万年中没有发生根本性的变化，数万年前的精神世界与现在的并没有本质的不同，作为现代人的我们可以理解早期人类的感受，早期人类也会欣喜于我们取得的成就。我们都是直立行走结出的累累硕果，我们的大脑则是其中闪闪发光的明珠。

根据连续进化原则，人类大脑的腾飞同样很难找到清晰的起点。或许我们可以把注意力放在 5000 多万年前的一种猴子身上，有人称之为恐猴。它拥有当时世界上最优秀的大脑，其脑袋比同时代的哺乳动物的平均大了 3 倍，一举奠定了灵长类大脑的基础。人类继承了恐猴的大脑迅速增长模式，只是速度更快。

在发现露西（详见本书第 1 章）之前，大部分学者相信，只有脑容量先增大，直立行走才会成为可能，因为直立行走需要强大的身体平衡能力——只要你闭上眼睛，双臂下垂，努力用单腿站立，就能知道保持身体平衡有多困难。腿部的每一块肌肉都需要不断得到神经信号的指导，较小的大脑似乎很难做到这一点。露西的大脑结束了这场争论，她的脑容量只有 400 多毫升，与黑猩猩的相差不多，但她的确已经实现了直立行走。因果关系已经非常明确：先有直立行走，直立行走为大脑扩容提供了可能。所以，直立行走是触发人体进化的重要开关，大脑只是系列成果之一，而非先决条件。

据研究推测，露西的大脑已经得到了充分开发，400 毫升脑容量的使用效果已经相当不错。我们不知道露西和她的同类到底有多聪明，但可以参考黑猩猩的所作所为。黑猩猩同样拥有 400 毫升的大脑容量，而它们已经可以搞政治阴谋，还会在丛林中设置陷阱捕获猴子，从而吃上一顿新鲜的肉食以补充蛋白质；在部落战争中，黑猩猩也会施展诡计，通过漫长的谋杀计划把对手一个个干掉；它们还能制造很多工具，比如用打制好的树枝捅死躲在树洞中的叶猴；同时享受各种群体生活福利，互相依靠而又彼此猜忌，拉帮结派、争风吃醋，几乎与人类的行为无异。它们的大脑足够处理如此复杂的群体事务，并由此提高生活质量。群居的黑猩猩比独自生活的黑猩猩寿命更长，因为它们的大脑使用频率更高。

当黑猩猩的脑容量不再上升时，人脑的发展却突然发起了冲刺，在此后的 200 万年里连续增大了 3 倍。迄今为止，没有哪种动物的大脑能达到如此惊人的进化速度。当人脑的脑容量达到 750 毫升时，人类已经远远地把其他灵长类动物甩在了后面。有学者认为，750 毫升的脑容量是一个里程碑，越过这个水平就可能发展出高级智能。而达到 750 毫升的容量之后，人类的大脑容量又多出了 700 多毫升才突然刹车，大脑的功能至此进化完毕，全面负责知觉、记忆、语言、思维等活动。

如果评选人体最令人引以为傲的器官，大多数人应该会把选票投给大脑——大脑接收并处理各种信息，向身体发号施令，我们的身体则言听计从，毫无怨言。大脑让我们的身体坐下、打开电脑、上网，然后浏览各种有趣的内容，也就是大脑喜欢的内容。从某种意义上来说，"我们"这个词时简直就是代指大脑。我们亲吻时，其实是大脑在享受亲吻的过程。我们爱上了一个人，也就是大脑爱上了一个人。我们没有办法不喜欢"我们"自己，我们也没有办法不为"自己"而感到骄傲，而人类的大脑也确实有值得骄傲的地方。

　　黑猩猩的体重与人类的相似，脑容量却只有人类的 1/3 左右，几百万年来毫无进步。从这种意义上说，人类的大脑远超预期。超出预期的东西必然有超出预期的理由，自然选择从来不允许没有道理的事情发生。那究竟是什么导致了如此杰出的大脑呢？难道真有神秘的超自然力量在暗中引导我们的进化吗？

进化史
上的
奇迹

　　直立行走给人类带来了强烈的狩猎欲望，人类的狩猎水平因此不断得到提高，人类吃到的肉食越来越多，营养水平的持续改善带来了全方位的好处，为更加高大的身体奠定了物质基础。而复杂的身体需要复杂的大脑，这对于野外生存来说至关重要。在非洲大草原上，所有动物都与人类一起经过生死磨炼，人类很难轻易将它们捕捉到手，守株待兔只是寓言。我们没有狮子那样强健的体魄，也没有豹子闪电般的速度，幸好我们拥有非凡的大脑和长途追杀能力，可以有计划地集体捕猎、设置陷阱、使用棍棒和骨头作为武器等。我们吃到的东西更多，从昆虫到羚羊，从蚯蚓到渡渡鸟。对一切食物，我们都来者不拒。而丰富的营养更加有效地回馈了大脑，这是一个明显的良性循环，大脑的反应速度得以不断提高。只有反应能力与对手匹配，才能适应更加险恶的环境，吃到更多的食物，当然还要避免被别的动物吃掉。

　　一个有趣的事实支持了这一理论。在现有的野生动物中，在相近体重条件下，食肉动物的大脑比食草动物的具有明显的优势，所以，食肉动物总能吃到食草动物。出现这种情况可能有几方面的原因，比如只有吃肉才能支撑起更大的脑袋；或者捕猎需要更强的智力；或者原因出在食草动物身上，由于食物得来全不费工夫，它们根本不需要花费代价增加大脑容量，一个大脑袋在逃跑时也是累赘不是吗？

很久以前南美洲是一片与世隔绝的大陆，生活着很多食草动物，没有高级食肉动物。食草动物没什么好担心的，在漫长的进化岁月里，它们完全不思进取，大脑没有任何增大的表现，结果当高级食肉动物从北美跨过巴拿马海峡来到南美时，那些脑袋很小、毫无警惕性的食草动物经不起食肉动物的胡吃海塞，很快就被吃完了。

但无论食草动物还是食肉动物，它们的大脑都没有发展到人类的水平，它们缺乏直立行走这个重要的前提，因而缺乏刺激大脑进化的后续因素。在诸多后续因素中，最重要的是双手。除了作为万能工具，双手还负责感觉与抚摸，对促进情感交流起到重要作用——轻轻捏捏脸颊和甩手一个大嘴巴，足以表达完全不同的含义。敏感的双手还可以感受更多的神经信号，并实时传回大脑，请求奖赏。通过抚摸或触碰，双手还可以对物体的轻重、粗细、冷热等做出基本判断，所有这些感知内容都会产生巨大的信息量，需要大脑迅速加以理解并做出反应。

大脑的反应水平与双手的感知水平同步进化，这一点已被化石记录所证明。人类学会使用石器以后，脑容量随之增加了一倍。这是因为控制双手的大脑区域所占比例极大，仅次于灵巧的舌头。诸如弹琴、写字、绘画等手指活动，都会促使脑血流量明显增加。无论是精细的手工操作，还是粗暴的徒手搏击，双手都必须时时得到大脑的指挥。在格斗中，出拳方向和速度快慢都要在瞬间得到确认，错过打击目标也就意味着成为被打击目标。

眼睛也在默默地塑造着大脑的能力。在野外生存条件下，眼睛受伤意味着致命的危险，同时也意味着人类在进化过程中对眼睛具有高度依赖性。直立行走的人类视野更加开阔，在大草原上的所见所得和狮子、狒狒等的完全不同。人类捕获猎物后，可以不依靠嗅觉就能顺利找到回家的路，但需要大脑的方向辨别能力和定位能力的引导。更加开阔的视野使得大脑中的图像信息总量同步增加，更不要说我们看见的是立体彩色的世界。与数码相机原理类似，较高质量的图像会占据较大的存储空间，照片数量越多、像素水平越高，对存储空间的需求也越大。从眼前不断掠过的丰富图像，对人脑来说无疑是空前的挑战。我们必须进化出处理能力更快的大脑，绝不能让色泽艳丽的图像随着前进的步伐而上下剧烈抖动——要不你拿着相机边走边拍试试？

长颈鹿的视野也很开阔，但仍然无法与人类的相比，因为长颈鹿的智力基础比较薄弱，就好比给科学知识为零的人配备一台高级天文望远镜，他可能会看到眼花缭乱的太空信息，却没有能力进行科学处理，大部分信息都会被迅速过滤并遗忘，以免占据过多大脑内存，也就不会产生创造性的天文学理论。对它们而言，只有哪里有食物、哪里有狮子、哪里有异性同伴才是有效信息，它们的大脑处理这些信息已经足够，过于复杂的大脑反而会影响它们的生存。一只仰望天空、沉思宇宙起源之谜的长颈鹿，将很快成为狮子口中的美食，它们至死也不知道大爆炸理论到底是对是错。

双手的使用、狩猎的需要、营养的改善和视觉信息的迅速增加，都只是人脑增大的部分前提。人脑容量的增加是涓滴成河、不拒细流的过程，是海纳百川的结果，是各种复杂事件的综合而不是单一事件的影响，每种因素都对大脑施加了一定的影响。比如，双耳听力的改进；复杂语言的使用；触摸感觉依赖性的提高；幼态持续导致脑袋变圆；走出非洲时应对复杂气候条件的需要；非洲草原炎热的气候有利于神经元细胞的增殖；人类对火的使用可以在食物摄取量不变的前提下增加营养摄入，这种额外的摄入也给大脑提供了稳定的物质保障等。

球体的容积最大，因而可以容纳更多的脑细胞。人的头颅也因此与其他动物的明显不同，区别在于人脸比较短，如果长一点儿就会被讽刺为驴脸。短脸显得圆而可爱，根本的原因是较短的脸不至于让脑袋有前倾的趋势，顶在脖子上就更省力气，否则，时常要用双手去扶正自己的脑袋，就像扶一顶尺寸过大的帽子，无论如何也是极其尴尬且危险的事情。

圆脸还使颈部的肌肉省去了很多牵引力，使得我们的脖子不会变成"肌肉串"。我们的脖子是优秀的脖子，得益于我们的脑袋可以被稳稳地顶在上面。黑猩猩的脖子又短又粗，要用很多肌肉把脑袋绑稳当，因为绑得太结实，脑袋就很难转动，结果转头时需要把身子一同转过来，否则，脖子上的肌肉就要消耗更多的能量，这样就根本谈不上什么顾盼生辉。而人类可以方便地左顾右盼，动作不到位时，还会被当作贼头贼脑。

信息量的大幅增加促使智力迅猛发展，进而成为个体竞争的重要武器。这场竞争不以枪炮和肌肉为主要内容，而以智力与技巧为决胜指标，聪明的人无疑会得到更多的资源。而这又将脑袋升级为性选择的重要参考依据，就像雄孔雀的尾巴，只不过这次顶在了头上，更大的脑袋就像是雄孔雀更漂亮的尾巴，容易在性选择中获得更多的配偶。

随着大脑基因研究的深入，人们发现了越来越复杂的影响因素，比如猴子、狗等社交性动物，大脑的进化速度要比猫等独居动物的更快，因为群居和社交需要更多的沟通与合作，对大脑的要求更高。独来独往的动物只要管好自己就行，当然不需要太大的脑袋。而人类无疑是社交能力极强的群居动物，以至于网络时代首先发展起来的就是社交网站，社交的需要已深深植根于生活之中。复杂的社交活动也大幅增加了信息量，身体对智力的依赖性更深，这些都需要更强大脑的支持。

在所有这些因素中，直立行走是变化的根源，信息量增加是压力，营养改善是物质基础，具备了这些要素，大脑完全有理由变大。但是，有理由变大不等于必须变大，具体如何变大取决于基因，最直接的生物学基础仍然是基因突变。

科学家们已经发现了影响大脑发育的基因，这个基因只有100多个碱基，它在其他动物身上非常保守，数亿年来很少突变，比如黑猩猩和鸡，二者在进化树上分开了3亿多年时间，却只有两个碱基变异，说明这个基因非常重要，不可轻易改变。

但是，在几百万年前，人类的大脑发育基因却突然加速突变，比其他基因突变快了70倍，短期内与黑猩猩拉开了十几个碱基的差异。进一步的研究发现，这一基因并不表达蛋白，只是对其他基因起到调控作用，相当于一个连锁开关，打开以后很多灯光将相继亮起，人类的进化历程就这样充满了光明。

后来，科学家们又陆续发现了几个影响大脑发育的基因，有些基因一旦突变，人脑将无法增大，反而出现小脑畸形的情况。这种基因在胚胎发生期就产生作用，通过调节神经前体细胞增殖而影响脑容量，使得神经元减少，大脑皮层变薄，从而导致智力下降。特别是最近鉴别出的一个基因更让人吃惊，当它突变时，人脑的脑容量就会变回400毫升左右的水平。

而这个数字，正是 200 多万年前露西的大脑水平。

人脑与猿脑分道扬镳还有一个重要的途径，就是赋予旧的基因以新的功能，其中涉及基因的复制与倍增，即所谓基因的新功能化，可以在不改变基因序列的前提下获得新的性状。通过基因组测序，研究人员已经了解到人类进化过程中的很多基因新功能化事件都与大脑结构相关。

进一步的研究发现，人类还有一个丢失的基因，现在仍控制着黑猩猩的大脑容量，它位于一个抑癌基因旁边，并对这个抑癌基因起到调控作用。所谓抑癌基因，就是抑制癌症发生的基因，可以有效控制细胞的分裂与生长，如果抑癌基因失活，细胞分裂将失去控制。极有可能正是这个基因的丢失，导致抑癌基因的活性改变，最终使得人类大脑的神经元增殖速度得以提升，智力随之飞速提升。

另外还有一些零散的证据表明大脑发展的逻辑。约四万年前，人的大脑中发生了一次与脑磷脂相关的突变，而那一时间正好是人类艺术与音乐出现的时期，同时人类也开始大量制造工具，随后进入新石器时期。6000多年前的一次突变，则暗合了人类书面语言及农业与城市的发展。

比
大脑袋
更重要的

以受精卵为起点，人类大脑从无到有到极度复杂化，已是一个可以研究的过程。卵子受精后大约 12 天出现神经元。一个月后，简单的大脑已经形成。第二个月，大脑出现快速生长，其生长速度比其他所有器官的都更快。第三个月是决定细胞神经元数量的关键时期，在长达一个多月的时间里，神经元都在不断分裂。如果在这段时间里给孕妇提供充足的营养，胎儿的大脑将会得到更好的发育，所以，孕妇的早期营养保障非常重要。

接下来，神经元继续不断增生并分布到恰当的位置，像洋葱一样层层堆积起来，一共会堆起六层。到胎儿 9 个月时，一个完整的大脑已基本装配就绪。这么大的脑袋，对母亲已经造成威胁，胎儿余下的生长要移到体外进行。

在出生后的两个半月直到两岁之间，婴儿的大脑再次迅速增大，这一时期是大脑神经元形成连接的高峰期，同时也是婴儿接收大量外界知识的时期。新世界的各种声光信号一拥而至，婴儿大脑中的神经连接同步爆发，速度是如此之快，仅仅唱一支儿歌的时间，他们的大脑中已经长出十几万个连接。半年之内，小家伙的大脑要增大一倍，以容纳新增的神经连接。接下来的几年里，婴儿的脑袋仍然保持快速增长，大概到五岁时，其大脑已非常接近成年大脑了。而他们的身体远远没有跟上大脑发育的速度，这使得小孩看起来都是大头娃娃。这是聪明的发育策略，他们选择首先发育至关重要的大脑，以便拥有更长的学习时间，为掌握更多的生存技能打下基础。至于身体迟些发育，并不是大不了的事情，因为大多数事情都可以由父母代为完成。

令人吃惊的是，人的大脑几乎不会完全停止发育，就算是二十岁以后的成年人，只要不停止用脑，还会有新的神经元和神经连接持续生成，且不同的刺激可以引发不同的大脑生长方式。事实证明，大脑存在高度可塑性，反复练习确实可以提高某方面的能力，这也是人类巨大潜力的源泉。或许我们可以通过不断的努力，不停地从一个人变成另一个人，直到让所有人刮目相看。

如果仅从解剖学角度观察大脑，可以说它是平淡无奇的。吃过猪脑的人都知道，大脑像一块豆腐，而且是质量很差的豆腐，没什么味道。事实上，大脑的精细结构极其复杂，成人大脑约有100多亿个神经元，和700万平方公里的亚马孙雨林中的树木数量相近，另外还有1000多亿个神经胶质细胞，那就相当于10个亚马孙雨林的树木了。每个神经元与其他神经元之间都存在着几万甚至十几万个连接，如同亚马孙雨林中的树叶般密集，彼此形成了极其繁杂的神经网络。眼睛、耳朵、皮肤等感官收集的信号，就在网络之间传递、储存、回忆，最终形成意识和知识。脑袋越大，可以容纳的知识就越多，但这并不表明脑容量可以决定一切。

脑容量是表示脑袋大小的重要指标，常被用来衡量不同动物的脑部发育情况。黑猩猩和人类体重相近，脑容量却只有400毫升左右，这样的容量甚至装不下一瓶白酒，而人类的脑壳却可以装下大约三瓶白酒，当然，那并不是酒量大小的物质基础。

因为脑容量小，黑猩猩几乎没有额头，它们的眼睛上面就是头发，外加几道皱纹，看上去老态龙钟，表情木讷，毫无情趣可言。人类则不然，眼睛上面有好大一块裸露的皮肤，被颅骨撑得发亮，明摆着是一块光闪闪的招牌，上面似乎写着几个大字：我很聪明。

人类的脑袋不只在灵长类中可以称王，在哺乳动物中也首屈一指。当身体尺寸大致相同时，人类的大脑约为其他哺乳动物的7倍。当然，我们不应该和大象或鲸鱼比大小，它们的脑袋大小约是人类的6倍，那只是因为庞大的身躯需要庞大的脑袋。

我们很容易形成这样的观念，认为脑袋越大的动物越聪明，但只要换个角度解读，就会得出完全不同的答案。以蚂蚁为例，它们的脑袋确实很小，我们有理由鄙视其为蝼蚁之辈，它们简直都谈不上拥有脑袋。不过，生物学道理很简单，脑袋小并不是被上帝抛弃的结果，而是身体大小决定了神经元的数量，如果蚂蚁拥有人类这么大的脑袋反而是负担。

蜜蜂会同意这种观点，它们的大脑只有1立方毫米，约100万个神经元，但仍然能做很多复杂的事情——战斗、采蜜、互相交流、饲养后代、保洁巢穴等，有时也需要抓紧时间交配，甚至在蜂巢中争风吃醋。有人认为蜜蜂的学习能力甚至比婴儿的还强。换句话说，它们脑袋虽小，但并没有影响生活和繁殖。

时常被人类鄙视的老鼠等啮齿类动物，比人类出现得更早，但依然獐头鼠目，那是由于啮齿类动物的大脑结构与灵长类的完全不同。它们的神经元大小与脑容量成正比增长，因此，其脑容量的增大并不能使大脑中的神经元数量增多。既然如此，为什么还需要大脑袋呢？

这种机制还约束了啮齿类动物的体形，体形越大，需要的脑袋也越大。既然脑袋大不了，体形相应也大不了。正因为如此，现在的啮齿类动物都是小个子。

假如小鼠想要拥有与人类相同的处理能力，脑袋需要比人脑大出6倍。显然，对于它们来说，顶着10升水桶那么大的脑袋是不可能的任务，所以只能接受较小的脑袋。重要的是，那么小的脑袋已经够用了，它们生活得很好，繁殖也很成功，总体数量比人类还多，何况人家一直生活在恶劣的环境中。

所以，脑袋并不是越大越好，那只是身体应对环境的工具而已，超出标准的工具就会变成累赘。如果脑袋真的是越大越好，那么每种动物都应该努力放大自己的脑袋，这个世界将出现各种智慧生物与人类一较高下的奇幻局面。事实却是，更大的脑袋可能会带来更大的麻烦，因为那可能需要付出更大的代价。

大脑袋除了会造成生育困境，还会消耗更多的能量和营养，而动物摄取营养的能力与消耗水平基本已饱和，一旦提出额外的物质需求，就需要其他部位做出相应的牺牲。也就是说，脑袋变大可能需要以其他器官变小为前提。

有一种小小的孔雀鱼被选作实验动物，用以测试大脑与其他器官的比例关系。之所以选中孔雀鱼，不只是为了观赏，主要是这种漂亮的小东西竟然有简单的数学计算能力，而数学计算能力是智力的参考指标。

孔雀鱼与其他鱼类的产仔方式不同，它们可以直接生出小鱼，这种生育方式叫作卵胎生，后代数量非常明确，生下几个就是几个，和产卵后体外孵化的方式完全不同，可以更方便地计算生育效率。

研究人员运用人工选择得到了脑袋更大的孔雀鱼，结果发现，在脑袋增大的同时，它们的肠道都有不同程度的缩小，且缩小比例大大超过脑袋增加的比例。肠道缩小给孔雀鱼带来了严重的影响，它们有时虽然表现得更聪明，但因为肠道吸收能力降低，营养水平跟不上，结果导致后代数量明显减少。这是典型的得不偿失，人类也无法逃脱这种制约。

很多动物，特别是食草动物，肠道都是百转千回的。而人类的肠道明显缩短，那正是脑袋增大的代价。好在优秀的大脑可以展开更有效的捕猎和采集活动，人类可以吃到更为精细、容易消化的食物，因而获取更为丰富的营养回报，对肠道的依赖性也比牛马等动物的大为降低。这是典型的拆东墙补西墙的策略，却收到了意外的效果——脑袋越大，肠道越短，我们的身材也就更加好看。

现在看来，很多动物都面临着营养与智力的平衡问题，只有人类能够承受意外损失，从脑袋增大中得到的好处远大于损失。

我们的
脑袋正在
越变越小

在很长一段时间内，学术界都对人脑容量的迅速增加津津乐道，但热心研究克罗马侬人的法国学者突然有了意外发现：从两万多年前起，人类的脑袋竟然又开始变小了！有确凿的证据表明，克罗马侬人的脑袋比现代人的大了近五分之一。也就是说，两万多年来，人脑平均减少了两个鸡蛋那么多的容量，而且男女同步成比例减少。这是怎么回事？好不容易进化出来的脑容量为什么又缩水了？

有人认为，大脑变小是运动量减少的结果，特别是农业与畜牧业的出现，使得人类待在屋子里的时间更多，只是偶尔出去放牧牛羊或者收割庄稼，缺少整天在原野上剧烈追逐的激情与活力，因而对大脑的需要量降低。由此得出的结论很悲观：人类变蠢了。

另一些学者认为不必妄自菲薄，小一点儿的脑袋消耗的能量更少，工作效率反而会更高，就像是小小的智能手机，计算能力并不比笨重的台式电脑差。考虑到人类灿烂辉煌的文明主要是近两万年内创造出来的，这一说法似乎也有道理。换句话说，变小的脑袋使人类更聪明，倒是此前那些大脑袋的家伙几乎一事无成。

根据简单的逻辑，这一正一反两种观点，必然有一个是错的，那么到底谁更有道理呢？

当人们急切期待高手出场判决这场争论的胜负时，没想到等来的却是一大群骑墙派，他们站在两种观点之间，不支持任何一方，认为那完全没什么好大惊小怪的，人类的大脑本来就在大小不定地变来变去。当某个地区的人口密度偏低时，人的头骨就会增大；当人口密度偏高时，人的头骨尺寸又会缩小。也就是说，日趋复杂的社会出现后，我们无须再像从前那样机敏才能生存，不必再兼顾多种技能，而只需专注发展某项特长，所以，一些脑部功能必须退化。

大脑变小只是知识结构变化造成的，而不是智力降低造成的，我们并没有变得更笨，当然也没有变得更聪明。我们似乎感觉比早期人类懂得更多，其实，早期人类在某些方面比我们懂得更全面。有些土著孩子很小就知道上百种草药的用途和名称，而现代人则对此一无所知，甚至不辨菽麦。山雀一年四季都在改变脑部的结构，当需要在秋天收藏种子并记住收藏地点时，其脑袋就会相应增大。春天到来时，万物滋生，水草丰茂，到处都是青虫和花蜜，它们的脑袋又变小了。这样看来，无论脑袋变大或者变小，只要在合理的幅度内，就没必要担心或者兴奋。

相应的研究也证明了这一观点，即大脑各部分并不是按比例减少，现代人大脑的部分功能区域比例反而明显增大，例如与语言和注意力相关的区域就占据了更大的面积，这表明现代人确实做出了某些取舍。这很容易理解，整天坐在空调办公室里对着电脑的白领，何必发展对付豹子的能力呢？

但人脑变小总让一些人感觉不舒服，他们无论如何没有想到，人脑竟

　　然并不是自己想象的那样卓尔不群。为此，有人找到了一个新的指标，就是大脑与身体表面积之比——身体表面积越大，则皮下分布的神经末梢就越多，对大脑的处理能力要求也就越高，脑袋也应该越大。但用这一指标来衡量时，人类的表现仍然不突出，反倒是那些小型动物，它们个头很小，相对体表面积反而更大，脑袋与相对体表面积之比竟然一举超越了人类，这让很多人沮丧不已。

　　事实情况可能更为复杂。长时间以来，长臂猿的脑袋也在不断变大，而身体却在持续变小；可是，大猩猩在脑袋变大的同时，身体也变得更大。无论在物种之间还是在物种内部，都找不到大脑进化的简单趋势。脑袋型号差异只与生命的模式和所处的环境有关，而与起源的时间没有直接关系，甚至与体重也没有直接关系。只有结合特定的环境加以具体分析，才会明白，大脑只是对特定环境做出特定反应的结果。自然环境各不相同，不同的大脑呈现的变化趋势自然也不相同，这正是生物多样性的根源。

　　人类的大脑发育完全适用相同的原理，没有单一的指标表明人类的大脑在动物界中最为独特。所有细节都符合自然选择的原理，并没有超乎自然的奇迹发生，所以人脑绝不是上帝特殊关照的结果。人类之所以比黑猩猩聪明，是因为人类必须比黑猩猩聪明；之所以必须比黑猩猩聪明，是因为人类面临着特殊的身体情况，比如直立行走、皮肤裸露，以及由直立行走带来的生育困境等，这些身体情况都对大脑提出了极为特殊的要求，否则就将被不断淘汰。

　　一切都顺理成章，虽然都顶着工作原理类似的大脑，但因智力与身体的完美协作，我们可以坐在电脑前偷菜、打小鸟，而黑猩猩依然在丛林里到处寻找无花果。不过，这在生物本质上并无高下之分。

爱因斯坦
的
困惑

　　现在，我们不必再与那些禽兽纠缠，我们更关心另一个现实的问题：当人与人互相比较时，脑袋大小到底有多重要？或者说，脑袋大的人更有智慧吗？

　　这个问题，科学家已争论了上百年之久，也曾是科学史上最著名的论战之一。论战爆发时，两派学者赤膊上阵，在与对方叫骂的同时发表了大量论文，这些论文的战斗色彩远大于学术价值，能呈现生动的科学家课外形象。最后，这场争论意外地以一个旁观者刻薄的评论而落下帷幕。那家伙恶毒地说：经过长期观察，我得出这样一个结论，凡是否认脑容量与智力有关的人，本身脑袋都不大。

　　一击致命！

　　从那以后很长一段时间内，很少再有人否定脑袋大的人更聪明，有好事的学者还根据头颅大小，给动物的智力做了个排行榜。

　　但这并不表明论战结束。随着对人类生物本质的认识越来越清晰，这场论战再次开打，只不过方式有所变化，有了更多的实验而更少去论辩。

　　奇妙的是，爱因斯坦的大脑给这场论战做了一次裁判。没有人怀疑爱因斯坦聪明，爱因斯坦自己也不怀疑。1955 年，爱因斯坦去世后，普林斯顿医院的首席病理学家托马斯·哈维被指派去对爱因斯坦进行尸检。尸检结束后，哈维没有将爱因斯坦的大脑放回去。因此，爱因斯坦的大脑不但保留了下来，还被切成 240 片。当时人们刚刚意识到大脑研究的重要性，很多科学家争先恐后必欲得到一块切片而后已，他们都希望从那个神奇的大脑中找到智力的线索，但众多研究得出的第一个确切结论却是：爱因斯坦的脑容量并不比普通人的大。更诚实一点儿说，他的脑容量甚至低于普通人的平均值。

　　这一结果显然不能令人满意，爱因斯坦的大脑未必其大如斗，但也不应该小于普通人吧，其中必然有新的解释才对。此后，很多科学家付出了更多的努力，也确实发现了一些与众不同之处，但没有一条能够证明那些和智力有直接的关联。相反，再次令人失望的是，倒是有更多确切的证据表明，那个神奇的大脑在生物结构上似乎确实很普通。

　　后来有一项研究终于得出一个非凡的结果：爱因斯坦大脑皮层中的神经元与神经胶质细胞的比例相对较低。当时，研究小组正准备宣布那意味着某种超凡智力的基础，然而事与愿违，医学专家很快指出，那种奇怪的比例只能导致自闭症，而不是聪明。

　　事实似乎正是如此，爱因斯坦确实具有一些自闭的症状——他很晚才学会说话，生活很封闭，很少与外界联系，做事心不在焉，经常丢三落四。据说有一次，他专门打电话到警察局问爱因斯坦在哪儿，因为他本人出去散步时迷路了。所有这些，都曾被视作天才科学家的标准风范，谁能想到在现代医学那里，全部都是自闭症的表现。尽管爱因斯坦曾不屑地辩解说，

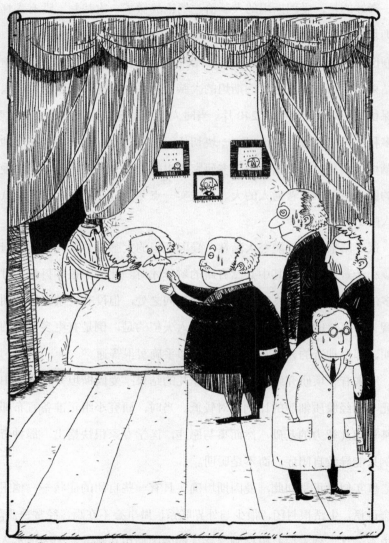

▲ 脑袋大的人更有智慧吗？爱因斯坦死后，他的大脑被切成 240 片。很多科学家争先恐后地对爱因斯坦的大脑进行研究，得出的第一个确切结论却是：爱因斯坦的脑容量并不比普通人的大。

自己说话晚是因为想一开口就说出完整的句子。他当然有资格这样吹嘘，因为他毕竟提出了相对论。

迄今为止，科学家们对爱因斯坦大脑的研究并没有得出一项令人惊叹的结论。科学家们期望把爱因斯坦的大脑与其非凡智力挂钩的努力基本付诸东流。这方面的论文是出了不少，但大多是无关痛痒的自娱自乐。有人甚至得出这样的结论：具备爱因斯坦大脑的人很多，重要的不是大脑，而是学习的机会和思考的兴趣。从这个意义上来说，我们无须轻率地盛赞某个人是难得的天才，几乎每个人都有取得非凡成就的潜力，不过要看潜力挖掘的程度如何。

现在科学界普遍倾向于认为，脑袋尺寸确实不能代表一切，脑容量大与个人的成功并没有直接的因果关系。侏儒症与巨人症是特殊的证据，侏儒的脑袋虽然相对较小，但智力却比巨人症患者要好。

另外一个反证是女人的大脑。早期学者一直坚持认为女人不如男人聪明，亚里士多德就是代表。显而易见，女人的脑袋似乎比男人的小一些，那不是偏见，而是人人可以观察到的事实。但现在我们知道，如果受过同等的教育，女人的智力表现丝毫不弱于男人，她们的脑袋小只不过是由于身材相对较小而已。

然而不能否定，男人和女人在智力方面似乎确有差别。比如在电脑前，男人更喜爱打魔兽，女人则偷菜的多些；棋类比赛必须男女分开进行，否则女人很少有夺冠的机会；但是，在照料孩子方面，女人则更为得心应手。这些区别主要源自男女不同的社会分工和自然分工，不同的工作对大脑的要求不同，因此形成的能力也不同。这种不同与高下无关，只与需求有关。

为简洁起见，不妨把大脑看作一张地图，上面有很多区域，每个区域分管不同的工作，有的负责语言，有的负责空间定位，有的负责举止行为，此外还有负责情绪、注意力、阅读能力、理解能力等功能的区域。某个区域越活跃，相应的能力也就越强。

定义天才的难点在于，你不能全面衡量所有区域的整体水平。要是只以单独区域作为标准，说不定精神病人的表现更为抢眼，他们的某些大脑区域会处于高度活跃状态。有很多具备奇怪记忆能力的所谓最强大脑，在日常生活中都没有真正超越平凡之处。所以，从生物学角度观察，这个世界并没有所谓的天才，那只是社会舆论对具有某种特殊才能的人的特别称谓，仍然是生物多样性的表现。

不
靠谱的
智商测试

早期人类没有专业分工，大概就是谁留下的后代多谁就算成功，但这条标准现在肯定行不通，很多公认的智慧人士都独守终身，有的哲学家甚至宁愿站在旷野大地等着流星把自己砸死，虽然很难如愿，至少也算是极有诚意的死法。我们耳熟能详的达·芬奇、笛卡尔、康德、尼采、牛顿等人，大多连一个后代都不愿留下。以此衡量，他们可谓彻底失败。

但人类总有一比高下的欲望，特别是在智慧方面。虽然不可能制定出完美的标准，但还是有人采取了行动，那就是智商测试。西方人特别爱做这种事情，结果测来测去，反而测出了一个大麻烦。

新西兰科学家弗林（James Flynn）仔细研究了 21 个国家几十年来的智商测试结果，发现美国人的智商一直呈上升趋势，平均每 10 年提高 3 分。这种趋势后来被命名为"弗林效应"。弗林的这一研究结果发表在 1983 年的一期《自然》杂志上，立即引起了轰动，一度被认为是裁决先天与后天之争的有力证据。后续的观察证明了他的判断，人类智商自 1990 年系统记录以来，一直在稳步上升，这意味着我们似乎比父辈们要聪明很多。

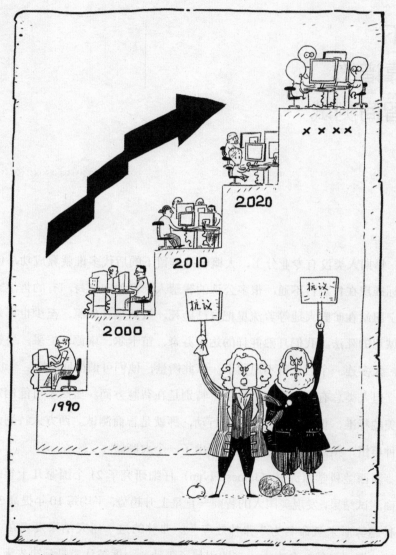

▲ 人类智商自 1990 年系统记录以来，一直在稳步上升，这意味着我们似乎比父辈们要聪明很多。然而，如果根据这一趋势往后反推，似乎表明我们的祖先不是白痴就是弱智。如果是这样，牛顿、伽利略等人必然会强烈抗议……

　　然而，这引出了一个反常的推论。如果把当前的智商标准分值定为100，根据这一上升趋势往后反推，似乎表明我们百年前的祖先不是白痴就是弱智。很明显，牛顿、伽利略等人是决不会同意的。

　　为什么会出现如此奇怪的矛盾现象呢？

　　虽然有很多理论试图解决这一难题，但都没有强大的说服力。其实，这种超乎寻常的现象可能只有一个合理的解释，那就是智商测试根本没有意义，那并不能衡量什么，也不代表什么，只是一个游戏罢了。智商数值的提高，只是表明人们做这些题目比以前更加熟练，仅此而已。已有科学家指责智商测试是一场巨大的骗局，但因为智商测试已经形成了庞大的产业，在一定程度上也能满足人们的某种好奇与自负心理，所以仍然会长期存在。

　　很多中国人对智商测试都不感兴趣，但一年一度庞大的高考阵容为我们提供了另一个观察视角。有研究表明，从1977年恢复高考，到2008年为止，总共产生了1100多名各种考试"状元"，这些花样繁多的"状元"并没有给人们带来真正的惊奇，他们毕业后所取得的成就远低于社会预期。闻名全国的中科大"少年班"也面临着同样的尴尬，有的学生毕业进入社会后索性出家了事，以此躲避激烈的社会竞争。反倒是那些取得了一定成就的社会人士，却常常面临着假学历等指责。更为有趣的是，改革开放初期，大批人士下海经商，成功者的学历往往并不高，而为他们打工的却不乏所谓名校精英。

　　这些问题涉及智慧的定义：到底什么是智慧？

　　创作《红楼梦》的文学大家曹雪芹与编程高手比尔·盖茨相比，谁更有智慧？辐射化学的开拓者居里夫人和现代分子生物学奠基人沃森（James

Watson）相比，谁更有智慧？生活不能自理的数学家陈景润和同样生活不能自理的霍金相比，谁更有智慧？

通过简单的对比就可以知道，智慧不能单纯而笼统地加以比较，而必须被进一步细化，比如分为数学能力、语言能力、文字能力、抽象思维能力、空间想象能力、绘画能力等。我们可以这样表达：曹雪芹的中文书面表达能力比较强，而霍金的抽象思维能力比较强。

既然有这么多可以细分的标准，衡量两个人的智慧差异时，又该以哪个标准为依据呢？如以中文表达能力计，曹雪芹的排名无疑在霍金之上。对于这样的排名结果，霍金就算嘴上不说，心里肯定也有意见。如果用单一标准衡量人的智慧，聪明如爱因斯坦也可能会被判定庸碌之辈——他的绘画能力比不过毕加索，音乐能力比不过贝多芬，而拳击能力又比不过泰森。

这种现象看似复杂，本质却很简单，智慧本身具有复杂性与多样性，那是想象力、理解力、感知力、直觉、灵性以及身体条件等组成的复杂的综合系统，至今仍然没有得到清晰的认识和研究，根本没有必要，也不可能用单一的模式加以衡量。但我们知道人类的智慧中蕴含着巨大的创造力和开拓精神，与人体其他部分密切合作，能形成无法阻挡的前进动力。人类的进步是综合作用的结果，厚此薄彼的思想或测试方法注定会自相矛盾，并且毫无意义。

基于这种观念，人类的智慧应该理解为大致相当，些微的差别只不过是观测角度不同所致。不可因自以为高人一等而兴奋，也不必因低人一分而自卑。从这个角度理解"生而平等"将更有意义。

总而言之，因为我们有这样的身体，所以我们需要这样的大脑；因为有了这样的脑袋，所以有这样的智力去指挥这样的身体。学习能力的提高只是大脑的副产品，然而正是这个副产品，使人类走上进化发展的加速通道，用极其特殊的方式带来了更为深刻的改变。特别是脑袋增大导致的生育困境，竟然通过离奇曲折的途径把我们引向了文明，虽然那可能并非大脑进化的初衷，但自然选择再次用奇妙的联系向我们展示了造化的神奇。

第 5 章

生育困境的挑战

大搞生殖工程的母亲，不可能
有太多的精力去采集足够的食物来填
饱肚子，她们必须依靠别人来完成这项
工作，否则她们所生下的后代可能一个
也活不了。但是谁会心甘情愿地替她们做
这种费心费力费时间的事情呢？

　　我小时候曾经历过一件趣事。有一天，我们顶着烈日在田里忙着收麦子，俗称抢收。当时家家户户男女老少齐上阵，麦田里一片热火朝天的繁忙景象。忙到中午，大家都没空回去吃饭。邻居大伯饿得受不了，就叫婶子回去做饭。结果婶子回去后直到日头偏西也不见人影，正当大伯烦躁不安时，婶子这才提着一篮糖饼和一壶白开水慢慢回来了。大伯见了气得两眼冒火，跳脚指着婶子就骂："你是回家跳河去了爬不上岸来，这半天做不好一顿饭！"谁知婶子不急不躁，扭捏了一下，笑眯眯地说："我回去又给你生了个儿子，收拾好了才做饭，这么着就弄迟了。"大伯好不容易听明白了，再看看婶子的肚子，果然瘪了下去，这才急忙叫婶子坐下来休息，吩咐几个孩子小心看护好。随后大伯拔腿就跑，跑回家一看，可不是吗，床上放着个包好的小孩，刚生下来几个钟头。算起来这是他的第八个孩子，大伯就给起名叫作八哥。

　　虽然生孩子在当地不是什么了不起的事情，但生完孩子自己收拾了又做饭送下地仍然是奇闻，一时间在乡里传为笑谈。这件事之所以稀罕，是因为生孩子对大多数女性来说都是极为严峻的考验，绝不是如此轻描淡写的简单小事。在现代医学出现之前，分娩是育龄女性的首要死因，这就是所谓的生育困境，有时又称分娩困境。造成这一困境的根本原因就是胎儿的脑袋，而这一切要从直立行走给女人带来的变化说起。

相比于男人而言，直立行走对女人的影响更大，焦点在于维系人类传承的骨盆。雌性猿猴的骨盆又长又细，而女人的骨盆又宽又扁，这样可以附着很多大块肌肉，方便稳住上半身和拉动大腿前进，大大提高了直立行走的效率，但同时副作用也很明显。直立行走的人就像是两条腿的板凳，当然不如四条腿那样稳当。加上行走时需要两条腿轮流前进，如果两腿之间的距离过大，一条腿抬起来时，另一条腿就会站立不稳，两腿距离越远，稳定性越差，所以双腿间隔必须缩小，小到可以并拢的程度。而黑猩猩都是罗圈腿。人类的两条腿不能像其他动物的那样分得很开，因此骨盆就不能太宽，这对男人的影响并不大，他们不需要生孩子。但对女人而言，骨盆不能太宽的意思就是，胎儿出生的通道必须收窄。而且直立行走需要极其粗壮的大腿，这都会占用骨盆空间——我们没办法让大腿长到别的地方去——胎儿的出口又被进一步压缩。

总而言之，直立行走导致分娩通道变窄，育龄妇女的产道直径在生产之前甚至只有针孔大小。可就在产道被不断压缩的同时，人类的脑袋却由于直立行走而不断增大，这一大一小之间出现了严重的冲突。人类必须解决这个矛盾，以便让更大的脑袋顺利通过更小的产道。

现代人有一套全新的策略避免生育困境，那就是剖宫产。在中国，剖宫产比例近年来直线上升，许多地方超过了百分之五十，比世界卫生组织倡导的比例高出两倍多。为什么不鼓励剖宫产呢？因为研究发现，自然分娩背后竟然隐藏着一个小小的进化玄机——生育困境对于婴儿的后续成长可能是必需的，而不仅仅是为了给女性制造痛苦。产道有节律的收缩和压迫，能锻炼胎儿的肺部，挤出积贮在胎儿呼吸道中的羊水及黏液，为胎儿建立自主呼吸创造有利条件。如果不经过产道自然分娩，有可能导致某些疾病的发病率增高。1000 个自然分娩的新生儿中，患呼吸窘迫综合征的只有两名左右，但剖宫产婴儿的患病比例是前者的 20 多倍，其部分生理指标和发育速度也都弱于自然分娩的新生儿。

此外，由于没有经过产道的强力挤压，剖宫产婴儿的体表神经末梢没有受到最全面的刺激，无法有效唤醒神经系统，因而缺乏必要的触觉和本体感觉，在成长过程中婴幼儿容易出现情绪敏感、注意力不集中、手脚拙笨、动作不协调等问题，同时其智力发育也会受到影响。由此可见，经由产道挤压不仅仅是一种生产方式，而且是婴儿成长过程中的重要环节。所以，剖宫产并不是解决生育困境的最佳手段。胎儿出生时需要挤压，女人的产道正好可以提供最全面的挤压服务，这绝不是巧合，而是自然选择的绝妙设计，同时也是生育困境的本质意义。

原始时期没有剖宫产，生育困境对女人而言是实实在在的生死考验，她们该如何应对这一巨大的挑战呢？

我们
都是
早产儿

在自然条件下，针对生育困境，理论上可以有三套解决办法：一是用力挤一挤，把胎儿强行挤出来；二是不让胎儿的脑袋长得太大；三是把胎儿的脑袋变软一点儿。

事实上，这三套方案女人都在采用。

第一套方案正是女人生产时痛苦的根源——胎儿确实是被硬挤出来的。这个过程充满了曲折与艰辛。产道并不是胎儿的绿色通道，而是因直立形成的一个弯道，胎儿必须在产道内先来个转弯，在无人领路的情况下再做两次旋转，配合产道的猛烈收缩，通过大头的猛烈冲撞不断探索正确的出口，这对女人来说无疑是个严峻的挑战。

女人不仅要忍受大头的冲撞，还要应付胎儿的锁骨，那是古猿适应树上生活的装备，是在丛林间荡来荡去摘果子吃的本钱。锁骨导致胎儿的肩膀不能像手脚一样折叠起来，而必须随着大头一同旋转，这又进一步加剧了胎儿对产道的撞击。有时胎儿还会被骨盆卡住，引发难产不下，或者导致产道严重撕裂大出血，进而造成母子双亡的惨剧。所以，生产对宝宝和妈妈来说都是名副其实的鬼门关。女人生孩子时往往声嘶力竭、痛不欲生，甚至有人发誓以后再也不碰男人了。分娩困境的真实存在，使生育成为骄傲的资本。

有人认为，女性生育时的剧烈痛苦，其实也是一种进化策略，她们是在用惨烈的呐喊向男人表明自己的努力与不易，这样会给男人施加强大的心理影响，从而使男人对女人更好一点，进而为女人提供更多的营养保障，献上更多的关心，并与女人共同抚养后代。这可能有一定的道理。大部分灵长类动物生孩子都采取自助式。黑猩猩的胎儿成熟以后会飞快地进入产道，然后直通通地一下子掉了出来。出生时小家伙小脸朝上，黑猩猩妈妈可以很方便地把宝宝拉上来，咬断脐带，吞下胎盘，舔净羊水，把小家伙搂在怀里。整个过程如同家常便饭，无须任何同类帮助。

但人类自从直立行走以后，就难以享受简便快捷的自助式生育的乐趣。人类的胎儿一般是大头先出来，后脑勺冲着妈妈，妈妈很难伸手够到婴儿，因此无法引导婴儿下落并保护婴儿的脊椎不受到伤害，也无法及时清洁婴儿的呼吸道，更无法解开婴儿脖子上缠绕着的脐带。而且，妈妈把胎儿挤出产道后就已经筋疲力尽了，此后的所有事情都需要他人的护理。这正是全世界女性在分娩时都需要寻求帮助的缘故。

真正麻烦的是，生完孩子并不意味着大功告成，事情还远没有结束。当婴儿降临到这个世界以后，妈妈仍将面临现实的养育困境，那正是采用第二套方案的后果。

第二套方案是不让胎儿的脑袋长得太大，较小的脑袋当然更容易通过产道，但过小的脑袋无疑不能容纳足够的神经元，因而无力满足强大的计算要求。女人采用了折中的策略，就是不让胎儿的脑袋在子宫中长全，其余部分等到出生以后再继续生长。要达到这一目标，只能提前生产。

从理论上来说，人类正常的妊娠期应该是 21 个月左右，而不是现在的 40 周，大约有一半的妊娠岁月被移到了体外进行。出生后的婴儿，必须继续发育没有成熟的身体，特别是必须发育大脑，那时已不必担心大脑袋对母亲产道的伤害，但与此同时，提前出生的婴儿体格特别柔弱，根本不具备独立生活的能力。不存在生下来就到处乱跑的婴儿。所以，严格来说，我们都是早产儿。

如果人类真像斑马、羚羊那样，落地几分钟就可以在草原上纵横往来，那么人类就会失去维系家庭关系的重要纽带，从而抑制对智力和文明的强大需求，导致自身一直停留在动物层面。所以，早产的婴儿是人体进化的重要成果。

为了强化对父母的依赖，胎儿在子宫中的最后任务并不是长身体，而是修饰面容，让自己的小脸尽量变得肥嘟嘟的，好看些，可爱些，这样才能让父母喜欢。婴儿出生以后，除了呼吸和心跳，大部分生理需求都交由父母代劳，有些免疫能力也需要从母乳中获取，更不要说营养、行动、保暖和大小便清理了。他们的肺部发育良好，哭声异常响亮。那其实是按铃服务开关，铃声一响，父母就必须飞快赶到，就算他们正在做爱也不行，所以，夜哭的孩子在某种程度上可以缓阻母亲生育下一胎的速度，从而让母亲将更多的精力放在照顾自己上。

体外继续生长是人类应对生育困境的重要手段，也是婴儿需要较长哺育期的根本原因，他们需要父母抚养的时间是所有陆生哺乳动物中最长的。只有在父母的细致照料下，他们才能继续保持快速生长的势头，尤其是他们的大脑，其生长速度比其他所有灵长类动物的都要快。婴儿出生后的第一年所摄入的热量大约有60%供给大脑，稍有缺失就会影响大脑发育，而这些热量都只能依赖父母提供。在人类进化的早期，尤其在农业出现之前，要想满足孩子的大脑发育需要，母亲就得花费更多的精力采集野果，懒惰的母亲很难养活孩子。这种依赖是如此漫长，很少有动物像人类这样，到十几岁才进入性成熟期，我们的生命几乎1/3时间都在生长。

其他动物很少有这些麻烦，很多哺乳动物的大脑在出生后基本完成了生长，颅骨完全骨化，与成年后的大脑相差无几。它们也需要吃奶，但时间不会太长。梅花鹿在眼睛还没有完全睁开时，就已经试着吃草了。人类的母亲没有如此省心的孩子，一切都源自大脑袋所造成的生育困境。

第三种解决方案是把胎儿的脑袋变软一点儿。这看起来几乎是不可能的任务，胎儿的头颅被一层颅骨包围，很难像馒头一样揉来揉去。但很难不等于不可能，胎儿的脑袋还真有变形能力。助产士都知道，胎儿刚出生时，脑袋又长又尖，那正是被产道挤压的结果。胎儿颅骨上的骨缝没有完全闭合，留下了足可挤压的空间。骨缝把颅骨分成六块，像七巧板一样拼接在一起，板与板之间有两个明显的孔洞，俗称囟门。我们最熟悉的是前囟门，在头顶前部，由两侧顶骨与额骨相接而成，大约有一元硬币大小，从中可以看到血管跳动，一般在两岁左右闭合；顺着骨缝向后就是后囟门，闭合时间比前囟门要早。这两处孔洞的闭合时间，决定了脑袋可以长多大，闭合越迟，脑袋可能长得越大。但也不能总也不关闭，那样肯定会让父母的脑袋变大。

正是骨缝和囟门的合作，使得脑袋大小具有较强的可塑性，在分娩时更易于通过产道，并在出生后继续发育。这种策略既保证了产妇的安全，又保障了脑袋大小不会受到产道的严格制约。

　　通过这些复杂的策略，女人终于可以用较小的代价获得较大的生育收益。但在原始条件下，分娩仍会造成 10% 左右的死亡率，这是人类为直立行走付出的巨大代价，而这一代价主要由女人来承担。特别是在古代，缺乏有效的止疼药，人们只能相信生育的痛苦是上帝的惩罚。上帝对女人说："我必多多加增你怀胎的苦楚，你生育儿女时也要多受苦楚。还要让你永远依恋你的丈夫，让他当你的主宰。"

　　尽管女性承受了如此明显的生育困境，导致人类的生育速度明显降低，一次怀孕大多只能生育一个后代，但是并没有影响人口的爆炸性增长，这是为什么呢？

　　要弄明白人口快速增长的玄机，先来算一笔小账。雌性黑猩猩平均 5 年生育一次，性成熟后至少要生育两胎并抚养成活，才能基本保证种群数量不会减少。要做到这一点，每只雌黑猩猩至少需要 20 年寿命，然而要想让种群兴旺，只产两胎明显不够，那样只能维持种群数量平衡，保证每一个后代都活到成年也是艰巨的任务。为保险起见，如果想要再多产一胎，则至少要再多活几年。可在野外环境下，想活多少年并不是由本身意志决定的。现今，黑猩猩的野外平均寿命可以达到 30 岁左右，在不受人类干扰的情况下，扣除幼崽死亡率，基本可以保持种群平衡——数量不会大幅减少，也很难迅速增加。这就是它们难以像人类这样布满全球的原因之一——生殖效率达不到这个高度。

　　人类要想人丁兴旺，无外乎两条途径：一是延长女人的寿命，二是缩短生育周期。延长寿命在远古时期很难做到，否则每个人都将成为老寿星。就算女人的寿命得到了延长，也会因为卵细胞衰老而不再适合生育，绝经期会在大致固定的时间如约而至。所以，最佳方案是缩短生育周期。

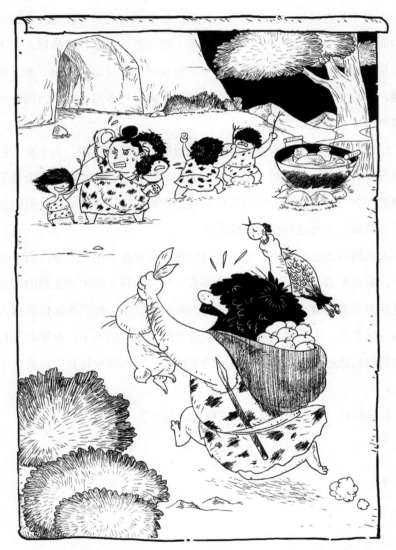

▲ 左手抱一个，右手拉一个，后面跟着三四个，肚里还怀着一个，这样大搞生殖工程的母亲，不可能有精力去采集足够的食物，她们必须依靠别人来养活自己和孩子们。但谁会心甘情愿地做这种事情呢？

人类正是这样做的。在自然条件下，生下早产儿的好处是大大减少怀孕时间，从而及时清空子宫，尽早为下一胎做好准备工作，所以，女人的正常生育周期是 3 年，婴儿出生两年后停止喂奶，可以再怀第二胎。也就是说，平均 3 年就可以怀孕一次。这比黑猩猩平均少用了两年，同时也意味着可以多生育几个后代。

然而，频繁的生育为女人带来了意想不到的沉重负担。由于婴儿在体外继续发育生长，需要母亲无微不至的细心照料，不然小家伙就会毫不客气地放声大哭，甚至到断奶以后仍然会跟在妈妈身边直到成年，他们从一生下来就做好了吃定妈妈的心理准备。

人类的母亲已经全力以赴了，她们极有可能左手抱着一个，右手拉着一个，后面跟着三四个，肚子里还怀着一个。这样大搞生殖工程的母亲，不可能有太多的精力去采集足够的食物来填饱肚子，她们必须依靠别人来完成这项工作，否则她们所生下的后代可能一个也活不了。但谁会心甘情愿地替她们做这种费心费力费时间的事情呢？当然是和她共同抚育孩子的男人。

但问题是，她该用什么样的手段留住这个男人呢？

女人
做出的
两个改变

<<<<<<<<<<<<<<<<<<<<<<<<<<<<<<<<<<<<

在没有法律制度的原始社会，靠什么来吸引并留住花心的男人，是女人迫切需要解决的现实问题。事实上，可供女人选择的手段确实很少。男人可以自己养活自己，无事时云游天下、浪迹天涯。如果不提供一个强大的理由，他们确实很难被乖乖地拴在女人身边。但生育困境带来的诸多麻烦，又使得女人必须把男人拴住。

有时候手段并不需要太多，也不需要太强硬，关键看能不能击中要害。而女人恰好拥有这样一套复杂有效的"手段"。数百万年来，她们不断强化笼络技术，使男人拜倒在自己的石榴裙下。

这又是怎样的高超手段呢？

有人认为，这个手段就是持续发情，为男人提供源源不断的性快乐。

男人有理由享受性爱，毕竟他们不用承担任何肉体风险，也不会怀孕。但女人不同，她们在激情过后需要承担极大的风险。如果见过产妇撕心裂肺的惨状，她们就会知道生育困境这个学术名词到底意味着什么。就算一切顺利，也会生下一堆不断索取食物的孩子来，继而需要没日没夜地辛勤劳作，才能填饱那些嗷嗷待哺的小家伙们。所以，头脑清醒的女人都应该努力避免怀孕，进而避免性爱。可是她们却完全不考虑这些，还似乎乐在其中。

有人认为原因并不复杂，只有享受性爱才能传宗接代。可所有动物都需要传宗接代，但像人类这样沉迷于交配的却少之又少——传宗接代并不需要无休止的性爱，这种小事只要在发情期做几次就可以了。在其他动物眼里，人类简直"淫荡至极"，他们在性爱上花费了大量的时间和精力。

如果其他动物也像人类这样沉迷于交配，后果将不堪设想。那会导致它们注意力分散，警惕性降低，逃跑不及时的话很容易被捕食者猎杀。就算是狮子这样的顶级杀手，也不会把过多的时间用于交配，它们虽然没有被猎杀的风险，但会浪费太多的营养与能量，特别是浪费了本来可以用于捕猎的时间——并不是所有的肉食都是主动送上门来的。更多的风险来自狮子本身，为了争夺交配对象，它们往往容易大打出手。可以想象，如果一个狮群总是处于极度的狂暴之中，肯定很难维持下去。所以，发情时间必须有所节制，或者说，交配期越短越好，交配时间也要尽量精简。

为了应对生育困境，为了给男人提供强大的性爱乐趣，从而牢牢地拴住男人，女人或者说女人的身体做出了巨大的改变。她们在改造自己的同时也在改造着男人，这是一个长期博弈的过程。

女人做出的第一个改变，是延长性享受时间。为此，她们不只在排卵期为男人提供短暂的性乐趣，而且把享乐时间延长至性成熟以后的每一年中的每一天。

女人做出的第二个改变，是使性爱变得有趣。年复一年、日复一日、不厌其烦地持续做同一件事情，那件事情就必须有趣，否则没有道理全心投入。此外，自然选择还给出性高潮作为交配工作的超级奖励。

男性的性高潮具有明确的进化意义——促进射精并形成精神奖励，以此引诱他们下次再来。

有一种理论认为女性的性高潮有助于怀孕，而有助于怀孕的关键在于留住更多的精子。四脚着地的动物，阴道与地面平行，交配之后精液会流向阴道深处。可是人类的阴道与地面垂直，进入阴道的精液很容易流失。激烈的高潮会让女人极度疲惫，使她们无力地处于平躺状态，更多的精液得以从容地流向最终目的地，这无疑更有助于受精。

还有一种理论认为女性的性高潮能提高精子的存活率。良好的性爱会使她们的身体分泌出大量的液体，及时而有效地中和阴道内的酸性环境，从而提高精子活力。更重要的是，高潮时女性的身体还会分泌出大量的催产素，刺激子宫蠕动和收缩，促使子宫尽量向下延伸，并与精子密切接触，缩短了精子的长跑路程。

这些理论听起来都很有逻辑性，但有个严重的事实却使女性的性高潮问题变得更加扑朔迷离。从宏观统计数据来看，没有确切证据表明，高潮可以帮助女人生下更多的后代，没有高潮的女性照样怀孕生子。

有一种比较暗黑的理论认为，女性的性高潮可能与混淆父权有关。男人相信出现高潮的女人更容易生下他的孩子。从这种意义上来说，高潮只是女人施放的烟幕弹，她们在不停地向男人展示错误信息，以期他们对未来的孩子手下留情，以免出现杀婴之事。但这种观点主要是从灵长类动物那里获取的资料，很难在现代社会加以观察和验证。

无论如何，男女都要共同享受性爱的过程，否则他们将失去联系的纽带，也无法更好地合作抚养下一代，这是男女都有性高潮的进化根源。

现在，还有一个问题需要解释。从逻辑上而言，生育困境是女性拴住男人的动力，那么，男人被拴住的动力又何在呢？既然交配一次就可以留下后代，他们为什么还要留在女人身边呢？整天纵欲狂欢虽然妙不可言，但在残酷的自然选择面前，极有可能面临死亡的威胁。简单的逻辑是，要想让男人沉迷于性事，必须有一个和女人期望解决生育困境同样强大的动力，而这个动力，当然只能由女人提供，这是更加隐蔽的手法。

好爸爸
VS
坏爸爸

<<<<<<<<<<<<<<<<<<<<<<<<<<<<<<<<<<<<<<<<

大多数动物只在排卵时发情，只在发情时交配，这非常符合自然选择法则。

对于很多雌性动物而言，排卵都是值得广为宣传的喜事，它们会表现出明显的发情特征，不但打出醒目的广告，而且到处散发特殊的气味。比如雌性狒狒，发情时其鲜红肿胀的阴部就像信号灯一样发出明确的交配邀请，它们甚至直接蹲伏在雄性面前搔首弄姿。一旦排卵期过去，发情结束，动物们很少再有交配的闲心。

人类之所以搞特殊化，是因为女人对排卵期毫无觉知，也就是说女人的排卵是隐蔽排卵。既然没有觉知，当然没有办法大力开展宣传工作。

那么，女人为什么会隐蔽排卵呢？弗洛伊德早就思考过这个问题。他认为，由于直立行走，导致男男女女都能清楚地看见对方的生殖器，于是触景生情，久久不能自禁，最终导致持续发情。既然可以持续发情，那就不必显示明确的排卵期，反正何时排卵都不影响最后结果。

这种解释只是缺乏生物学基础的想当然而已。此处必须指出，看到生殖器就容易想到性交是持续发情的结果，而不是原因，弗洛伊德彻底搞错了逻辑关系。

有一种观点比较有趣，认为女人隐蔽排卵与持续发情的目的是消耗精子，从而降低其他女人受精的机会。

不论"消耗精子理论"是否正确，女人的醋意确实有助于垄断精子资源。但这个理论的缺陷在于，当某个女人垄断了某个男人的精子时，她将很难再垄断其他男人的精子。如果从平均数值考虑，好像持续发情并不能占多少便宜。

"卖淫理论"则比较奇特，暗指在原始社会，女性可以通过持续发情，从男人那里换取更多的食物，这种行为一直延续到现在，妓女不过是人类进化过程中留下的一抹淡痕。如果公开排卵，排卵期以外的交配价格就要大打折扣了。

"卖淫理论"的更新版是"通奸理论"。该理论指出，持续发情使女性拥有更多的通奸机会，并以此获取更多的优秀基因，从而对后代质量起到一定的优化作用。

比"通奸理论"浪漫的是"恋爱理论"，即认为女性隐蔽排卵是为了更好地谈恋爱，而谈恋爱的目的是为了寻找一个和自己的智力般配的伴侣。问题是智力好坏并不像肌肉强弱那样容易辨别，需要长时间的观察和分析，因此，两人要在一起度过一段浪漫时光，但又不能随意发生性关系。在这个过程中，女性必须隐蔽排卵，否则到了发情期就很难控制自己的欲望，那时智力水平不达标的男人也有可能趁机得手。也就是说，隐蔽排卵是筛选男人智力的重要屏障。

需要重点讨论的是两个截然相反的理论，其中一个姑且称为"好父亲理论”，意指女人隐蔽排卵为的是留住男人，让他乖乖地待在家里，做个共同抚养后代的好父亲。

相对而言，绝大多数雄性动物可以说是“不负责任”。它们只在发情期出现，交配之后除了把自己的肚子填饱之外，根本不关心后代的任何事情。雄狮子甚至连自己的肚子都不想填饱，自有雌狮子打来猎物喂饱它们。万一男人也是如此不负责任，女人的养育任务就不可能完成，生育困境将会把她们彻底压垮。她们虽然发展了性交的乐趣，但仍需努力阻止男人出去寻找更多的乐子。

“好父亲理论”认为，要想让男人不那么麻利地走掉，隐蔽排卵是最有效的手段——因为无法测知排卵期，女人也就无法打出有效的发情广告，男人则完全搞不清楚女人什么时候才会受精，处理这一困局的最好办法就是守株待兔。所以，他不得不留在同一个持续发情的女人身边，被迫花更多的时间与她持续做爱。

男人在一个女人身边待的时间越长，寻花问柳的机会也就越少。若一时按捺不住欲望外出寻欢，就完全无法保证自己的女人不会红杏出墙。万一自己的女人怀上了别人的孩子，男人就将为情敌抚养后代。戴绿帽子在任何时代都是沉重的代价，所以最好的策略是花更多的时间待在自己的女人身边，这样才能确保女人生下自己的孩子，男人也才有信心将这个孩子抚养成人。这样的父亲当然是好父亲，他们莫名其妙地掉进了隐蔽排卵的“陷阱”中。

反过来同样说得通，要是女人公开排卵，男人就会在女人的排卵期努力做爱，在排卵期之外则兴趣索然，因为他们知道那是在做无用功，而那时的最佳策略是出去寻找艳遇，如此才能得到更多的遗传回报。

▲ 从繁衍后代的角度来看，隐蔽排卵是留住男人最有效的手段。男人完全搞不清楚自己的女人究竟什么时候才会受精，所以最好的策略是一直守在她身边，才能确保女人生下自己的孩子，他也才有信心将这个孩子抚养成人。

　　这个理论听起来很有说服力，但在动物界却有很多反例。如果不停地做爱就可以拴住男人，倭黑猩猩的交配活动要比人类的多得多，可是它们却仍然处于乱交状态，没有谁对谁的终身负责。相反，长臂猿倒是实行一夫一妻制的典型，可是一对长臂猿并不靠交配来维持关系。

　　相反的理论给出了相反的解释。"坏父亲理论"认为，女人隐蔽排卵不是为了留住男人，而是为了蒙骗男人。原始时期的男人都很残忍，他们会毫不犹豫地杀死情敌的后代。女人保护孩子的方法只有一个，那就是和男人持续做爱，让他误以为女人肚子里的孩子是他的后代。隐蔽排卵可以让每一天看上去都能怀孕。和女人做过爱的男人虽然半信半疑，不能确定女人生下的就是自己的孩子，但也不能确定那不是自己的孩子，动手杀婴时就会考虑一下，孩子的生存概率就此大为提高。

　　这个理论的证据在于，很多动物，包括人类在内，都有杀婴的习惯，这是血的事实，也是女人必须面对的困局。她们无法以武力与男人抗衡，只有隐蔽排卵才是最佳选择。

　　隐蔽排卵还可能带来意外的好处——在某种程度上缓解部落内部的男性竞争。如果女性公开排卵，所有男性都知道授精机会稍纵即逝，可是正在排卵的女性数量有限，男性为争夺花红，很容易大打出手，直接导致部落内部极不稳定。而不稳定的部落也是容易被消灭的部落。

　　当排卵不公开时，男性之间虽然存在竞争，但不必那样急迫和势不两立，毕竟时间很多，大可从容应对。随便交配一下并不一定怀孕，为此拼上性命代价太大，所以很少出现火拼的局面，反而有利于部落团结。

　　那么，"好父亲理论"和"坏父亲理论"哪个更正确呢？

　　这不是一个简单的选择题，我们无法圈养一个社会加以验证，仅从现有的灵长类动物资料分析可以看出，公开排卵的物种更容易乱交，而一夫一妻制则常见于隐蔽排卵的物种，这大致和"好父亲理论"的逻辑一致。

无论如何，隐蔽排卵确有逻辑可寻。在乱交的原始社会，女性为了保护后代，不得不发展出隐蔽排卵的能力，以此达到混淆父权的目的。隐蔽排卵又有助于女人用持续发情来拴住男人并共同抚养后代，人类的婚姻状态开始向一夫一妻制转变。

隐蔽的
交配行为

世界上大多数动物都是公开交配，只要进入发情期，就毫无羞耻之意，可以在任何方便的地方、在众目睽睽之下交配。

可是，为什么人类会隐蔽交配呢？我们可以当众牵手、拥抱、接吻，却几乎不可能在公开场合做爱。

有人以为原因很简单，就像看到别人吃火锅会流口水一样，看见别人做爱也容易欲火燃烧，这样就有失控的可能。假如公开交配形成风潮，首先受到影响的是男人的身体，他们将忙得焦头烂额，必然没有更多的时间去打猎和采集果实。有一个明显的事实，隐蔽交配的最佳时间是夜晚——夜深人静之时，人们在密集作战后轰然睡倒，白天就可以精神抖擞地做点别的事情。要是总在白天激烈交配，收集的食物恐怕都不够做爱时的能量消耗。

还有人相信，隐蔽交配可能与安全有关。白鹭在成群公开交配时常常忘乎所以，于意乱情迷之中很容易就被身旁悄无声息的巨蜥一口咬死。冷血的巨蜥将一对情侣慢慢吞下时，眼角绝不会落下同情的泪水。

但安全并不是隐蔽交配的唯一动力。人类容易受到惊吓只是隐蔽交配的结果，而不是原因。也就是说，先有隐蔽交配的习惯，其后才容易受到惊吓。假如交配就像洗手吃饭那样光明正大，当然不需要担心受到惊吓。

这也顺便驳斥了一种天真的观点，以为人类隐蔽交配是出于羞耻之心，而其他动物没有羞耻感，所以才公开交配。在没有拿出确切的研究证据之前，很难断定隐蔽交配与羞耻感之间的因果关系，极有可能羞耻感是从隐蔽交配发展出来的心理现象。

有些动物其实也存在隐蔽交配的需要，因为动物界存在一种"交配干扰"现象，即正在交配的动物会受到其他动物的打搅。黑猩猩就是交配干扰的高手，很多捣蛋鬼百无禁忌，对交配的伴侣进行各种骚扰，甚至将交配双方强行拉开。身份较低的黑猩猩由于担心遭到"高层"的妒忌和干扰，会悄然走出公众视野，改在灌木丛背后约会。交配干扰揭示了动物的两种繁殖策略，一是使对手繁殖失败，二是使自己繁殖成功。黑猩猩无疑更多地采用了前一种策略，而人类则倾向于后一种策略。这种行为在进化中可能得到了加强，最后形成人类隐蔽交配的习惯。

隐蔽交配也与智力发展有关。人类有着发达的大脑，具备非常清晰的逻辑思维能力。通过长期的观察和分析，人类对交配与生育之间的关系心知肚明，所以需要隐蔽交配以免混淆父权，从而减少杀婴事件，保障后代的存活率。从这种意义上来说，隐蔽交配其实是隐蔽排卵的延伸，没有隐蔽排卵则没有必要隐蔽交配。

假如这个世界只有一男一女两个人，在伊甸园中当然不需要隐蔽交配。但现代社会群居规模越来越庞大，非常需要采取有效措施防止不必要的交配行为，特别是对于人类这样持续发情的动物，隐蔽交配是维持社会稳定的重要手段，也是人类文明的核心价值所在。我们因而很少公然袒露乳房和生殖器，年轻少女甚至担心别人看到自己的身体，这些禁忌的根源都出自隐蔽交配。因为隐蔽交配，在做爱时间之外，我们大多选择关闭性信号，这样才不容易让人联想到性行为。

　　隐蔽排卵决定了女人必须不断向男人展示某种成熟的标志，宣示自己已经到了生育年龄。这样的风向标一定要让男人方便看到，而且一看就懂。那究竟是什么呢？

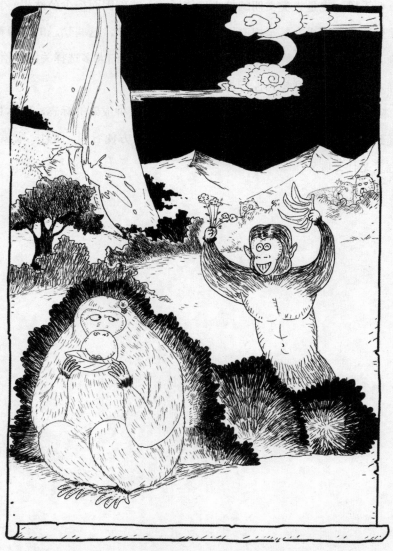

▲ 身份较低的黑猩猩由于担心遭到"高层"的妒忌和干扰，会悄然
走出公众视野，改在灌木丛背后约会。

动物界有一个常见现象，雄性
的外表往往远比雌性华丽醒目，公鸡
是常见的例子，它们在灰扑扑的母鸡群
中是那么的光彩照人。更不要说艳惊四
座的雄孔雀了，而雌孔雀的羽毛色泽却和
母鸡的差不多，落在枯草丛中就难觅身影。
在哺乳动物那里，也很难找出雌性比雄性漂
亮的例子，只有人类是明显的例外。

　　动物界有一个常见现象，雄性的外表往往远比雌性华丽醒目，公鸡是常见的例子，它们在灰扑扑的母鸡群中是那么的光彩照人。更不要说艳惊四座的雄孔雀了，而雌孔雀的羽毛色泽却和母鸡的差不多，落在枯草丛中就难觅身影。在哺乳动物那里，也很难找出雌性比雄性漂亮的例子，只有人类是明显的例外，这种现象曾经让科学家备感困惑。按照性选择的观点，一般是雌性挑选雄性，所以雄性需要不断竞争以博取雌性的好感，因此雄性有追求漂亮的动机。但人类为什么反倒变成了女性比男性更漂亮，这其中隐藏着什么样异常的进化逻辑？

　　事实上，女性比男性漂亮仍然是进化的合理结果，源于直立行走造成的生育困境，面临困境的女人必须留住男人共同抚养后代，而合作抚养后代的最佳模式是一夫一妻制。可是在自然状态下，男女比例大致均衡，基本不会出现大量男人找不到配偶的情况。所以，对于女人而言，如何吸引并留住男人是一个严肃的问题。在动物界，雌性往往不需要依靠雄性，它们只需要挑选一个优秀的雄性，获取它们的精子之后就万事大吉，其余事情基本由自己搞定，所以有挑挑拣拣的资本。但女性已经失去了这个资本，她们在挑选男人的同时，也面临着被男人挑选的严峻挑战，如果她们再像其他雌性动物那样浑身灰扑扑的没有任何特色，最终将因得不到应有的关注而落得"剩女"的下场。

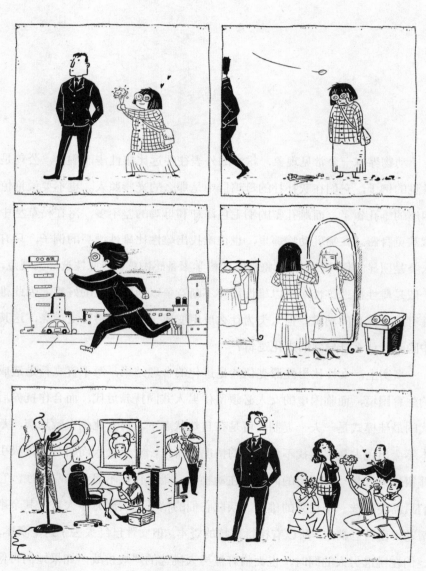

▲ 对女人而言，如何吸引并留住男人是一个严肃的问题。为了得到男人的青睐，女性积极发展自己的外貌特征。经过漫长的进化淘汰，女人最终成功地逆转了动物界通行的规律，看起来比男人要漂亮迷人。

　　为了得到男人的青睐，女性展开绝地反击，手法就是积极发展自己的外貌特征。经过漫长的进化淘汰，女人最终成功地逆转了动物界通行的规律，看起来比男人要漂亮迷人，因而具备了挑选更优秀男人的资本。

乳房
引发的
大讨论

　　绝大多数哺乳动物都是平胸，包括我们的灵长类近亲黑猩猩和大猩猩，还有常见的猫和狗。就算大象那样的庞然大物，它们朴素的乳房只在哺乳期才稍微鼓胀，一旦哺乳结束，又会恢复到原初模样，基本和雄性没有什么区别。相比其他哺乳动物，女人为什么要长出一对大乳房？

　　女人的乳房肯定不是本来就大，只是在漫长的进化过程中变大了而已。从狩猎角度考察，逻辑也很简单：女人并不靠激烈的肉搏战获取食物，拥有一对大乳房不会构成严重的生存障碍，但那并不表明她们必须长出大乳房。除非具有某种特殊的进化意义，能带来更多的遗传回报，否则大乳房只能是累赘。

　　为了解释女人的大乳房，很多人能想到的是：大乳房有助于提高哺乳能力，可以向男人证明自己拥有足够多的脂肪，在食物短缺时能够提供营养补充，且有能力养育好孩子，因而具有明确的进化意义。

　　乳房的自然功用当然是哺乳，但并不意味着需要那么大的乳房，因为乳房的大部分由脂肪构成，也就是说，大乳房并没有提高乳汁生产能力。

而且，乳房不是囤积脂肪的最佳场所，那里不但容量有限，只占身体脂肪总量的 4% 左右，而且不容易被消耗。那女人为什么要保留不合格的脂肪仓库呢？何况真正适合喂奶的乳房应该是细长形——只要看看婴儿奶瓶，就知道正确的哺乳设计应该是什么样子——又细又长，奶嘴突出，非常方便婴儿吸食。圆润的乳房并不是哺乳的最佳装备。婴儿吃奶时不得不紧紧吸住乳头，努力把鼻子深陷在圆圆的乳房中——这样做伴有窒息的严重危险，所有产科医生都会告诫新手妈妈，注意不要让乳房把孩子捂死。

有人猜测，更大的乳房就像更大的奶瓶，可以让婴儿一次喝个够，孩子就会在较长的时间内保持安静、不哭不闹，因而不容易被捕猎者发现，这样后代的存活率会更高。然而，这种猜测只是听起来有趣，几乎没有任何根据，更大的乳房并不能提供更多的乳汁。

也有人认为大乳房的脂肪组织有利于奶水保温，那里就是天然保温瓶。但就算大乳房真有保温作用，也只需要在哺乳期大一点就可以了，而不是一直大下去。

哺乳理论还无法解释乳房为什么一直保持坚挺。如果只是为了哺乳，只要像其他动物那样，在哺乳期变大一些就可以了。所以，表面看起来一目了然的女性乳房，其实隐藏着很多秘密。

也有人认为，女人没有胸毛，不容易让婴儿抓住，而大乳房提供了不错的支撑点。其实，从来没有哪个婴儿是靠抓住母亲的乳房吸奶的，他们都是被抱在怀里吃奶的。

经典的累赘理论认为，女人的大乳房就像雄孔雀的尾巴，除了令女人感到骄傲之外，大多数场合都是一种累赘。而这种赤裸裸的累赘其实是很好的宣传，可以向男人证明自己的身体健康水平。

累赘理论的麻烦来自于平胸女人，毕竟所有的雄孔雀都有一副大尾巴，但并不是所有女人都有大乳房，难道平胸女人不需要向男人证明什么吗？

有一种深得男人认可的观点认为，大乳房是女人用于吸引男人的性信号，表明自己已经成熟。

直立行走使得女人的乳房有着得天独厚的信号优势，加上她们胸前没有毛发遮挡，皮肤裸露而有光泽，所有藏品一览无余，为信号展示提供了必要的平台。这时我们可以理解为什么女人没有胸毛，那明显会影响乳房的展示效果。

大乳房具备了性信号的一切要素——挂在胸前，醒神夺目，状态坚挺，可以长时间发送信号。这幅广告数十万年来一直有效，由于广告效果深得人心，女人的招牌也越做越大，有时女人甚至不惜通过手术挂上假招牌。

从鲜嫩活泼的青春期到垂垂老去，乳房的外形一直在不断变化，这对男人而言意义非凡。谁都知道女人的年龄是关键指标，缺少脂肪还可以多吃猪肉弥补回来，可要是错过了生育期就后悔莫及了。因此，男人关注乳房主要是为了评估女人的年龄，进而评估女人的生育潜力。坚挺的乳房表示女人正处于生育旺盛期。大胸女人的第一次月经更早，她们的策略是——尽早成熟，尽早交配，尽早生育。相应的，她们衰老的速度也比平胸女人的更快。

既然说到了平胸女子，难道她们就不需要打出性信号了吗？

平胸女子只是采用了截然不同的信号策略——避强击弱。既然拼胸已然没有希望，索性不如维持发育之前的平胸状态，就是所谓的幼态持续。平胸女人看上去更年轻，像是没有成熟的小女孩，反倒可以用虚假的年龄吸引男人，使男人以为她们来日方长，有更高的生育价值。所以，平胸女人的平均生育年龄可能更晚，衰老的速度也更慢，毕竟她没有容易下垂的大乳房，反而有了更多的时间等待优秀的男人。

乳房的性信号功能与隐蔽排卵一脉相随，隐蔽排卵导致人类持续发情，加上没有避孕措施，女人生了又怀，怀了又生，基本没有停歇的时候，使得乳房一直处于使用状态，因此没有恢复常态的必要，维持原状是最省事的做法。

更重要的是，要是女人没有进化出一直保持坚挺状态的乳房，隐蔽排卵策略就将面临失效的危险——当本来不大的乳房突然变大时，男人一眼就可以看出某个女人正处于孕期，而追求怀孕的女人毫无意义。要想吸引更多的男人，最佳的策略是把乳房与怀孕之间的标志关系抹平，也就是让乳房一直保持膨胀，使男人无法从乳房大小判断出女人是否正处于孕期，进而达到混淆父权的目的。这与隐蔽排卵奉行的策略完全相同——没有隐蔽排卵，也就不必长出大乳房。

这里还有个多余的问题，男人不需要哺乳，他们为什么也长了一对乳头？那两个像是被蚊子叮起来的小点点到底有什么用处呢？

我曾经和一个景观设计公司的老板聊起他们复杂的设计图纸，他坦率地承认，很多图纸只是互相拷贝一下，然后略作修改，就可以当作一个新的设计交给用户了，那是最节省时间和精力的做法。生物进化其实一直采用相同的策略，男人和女人基本享用相同的基因设计方案，只是在某些细节上略作修改。男人的乳头虽然经过修改，但没有被彻底擦除，所以留下了两点淡淡的痕迹。

细腰肥臀的
生物学
解释

«««««««««««««««««««««««««««««««««««««

乳房作为女性标志性的器官，在塑造女性身材方面起到了重要作用，可以有效展示与男性完全不同的特征——男性需要展示强大的肌肉质感，女性则没有展示肌肉的冲动。当乳房与腰、臀部组合在女人的身体上，呈现的是典型的哑铃状，中间细两头粗，即所谓的丰乳肥臀小蛮腰。这样的美，哪个男人不爱呢？

那么，男人为什么喜欢腰身纤细的女人呢？不考虑人类进入文明社会之后形成的审美情趣，仅仅从进化的角度来看，这个问题的答案很简单——纤细的腰身证明女人没有怀孕。

一个没有怀孕的女人对男人而言，意味着他还有机会，她说不定可以为他怀孕，至少在理论上有这个可能。

纤细的腰身不但可以证明女人没有怀孕，也是女人身体健康的标志。过粗的腰围往往有罹患高血压、高血脂的风险，对生下健康的后代可能会有影响。远古时期的男人未必考虑过这么多，但自然选择在默默把关，经过反复筛选，剩下的大多是喜欢细腰的男人。

　　因此，喜欢细腰女人不只是简单的审美问题，而是事关子孙后代的宏伟大业。当然，腰围尺度要合适，过度消瘦的女人也容易丧失生育能力，因为营养跟不上，不足以生下后代。女人必须在肥瘦之间寻找到一个合适的平衡点，不能骨瘦如柴，也不能臃肿不堪。合适的身材才是她们努力向男人展示的身材。

　　这时，乳房呈现了巨大的优势，如果与臀部合作，将明显衬托出更加纤细的腰身。所以，除了胸围，臀围也是女人希望反复展示的内容，尺度适中的臀围是营养充足的明证。除此之外，臀部本身也是不亚于乳房的重要性信号。很多猴子都用鲜红的屁股通报发情状态，女人的臀部没有这种能力，但并不表明不会发出任何信号。有研究表明，臀部大的女人更容易受精。

　　此外，尺度适中的臀部还是健康的证明。巨大的臀部拥有强大的肌肉，跑步时可以产生有效的前进驱动力。不过这对男人来说也同样重要，所以不足以成为吸引男人的关键得分点。翘臀的真正意义，在于可以为分娩提供强大的挤压力，从而有效地将胎儿挤出产道。

　　臀部的缺点在于它长在后面而不是前面，展示效果自然略逊一筹，严重削弱了信号发布功能，所以男人自然更关注乳房。

　　曾经有人认为，男人喜欢乳房的本质是因为喜欢女人的臀部，乳房事实上是在模仿臀部的形状。猴子的乳房埋在绒毛之下，很难展示，所以在向雄性示好时，往往要掉过头来把臀部对准人家。人类由于直立行走，臀部的展示效果明显下降，乳房的展示效果随之上升，结果导致乳房长得越来越像臀部——又大又圆。

　　我不喜欢这个理论，但也挑不出什么明显的毛病，因为暂时无法证明那是对的，但也无法证明那是错的。不论怎样，乳房、腰和臀部，是构成女性身材的三大要素，号称三围，每一种要素背后都有重要的进化意义，它们共同组成了优美的哑铃形。如果腰部太粗，体形就会从哑铃变成水桶，胸围和臀围也会同时失去广告作用，这也就是大多数女人迫切想要减肥的原因。

腰围是三围中唯一容易改变的指标，女人不愿意把胸部束小，也没办法把臀部勒紧，那么只好折腾腰围了。这时，广受女性喜爱的裙子就能发挥作用了。只要裙子做得巧妙，完全可以制造出完美的广告效果，一来表明自己没有怀孕，二来证明自己身体健康。

其实裙子也是一种性信号，但其目的不是为了得到更多的性机会，而是为了得到更优秀的性机会。这两者有着本质的区别。所谓更优秀的性机会，可视化标准就是更优秀的男人。这是原则性问题，女人要想得到健康优秀的后代，性行为就必须谨慎，人海战术并不是首选策略。对于女人而言，拥有更多的男人也意味着更多的麻烦，仅仅争风吃醋导致男人之间的激烈争斗就会让女人难以承受，更不要说过于杂乱的性行为还容易引发一些生殖器疾病。

有经验的男人都爱看女人的三围，并且善于甄别真假，不管他们学富五车或仅仅是流浪白丁，他们的经验背后都有实实在在的科学依据。人类社会的文化现象，从来就不存在没有道理的细节，其背后的推手都是基本的进化论原理——要么是自然选择，要么是性选择——没有人能摆脱进化的掌控。

丰满红唇
所传达的
信息

　　女性的嘴唇无疑比男性的更有内涵，因而常做复杂的加工处理。早在中国先秦时期，女性就已经热衷于抹红唇，宋玉在《神女赋》中提到"朱唇地其若丹"，说明在汉代以前，女性便用红色的朱砂美化嘴唇了。唐代则有所谓点唇之妆——先将嘴唇涂成白色，然后再用朱砂点出娇小浓艳的樱桃形状，制造出"樱桃小口一点点"的可爱效果。

　　从古代到如今，横跨几千年，许多男人仍然坚持热爱女人的樱桃小嘴，他们为什么如此执着？

　　"樱桃小嘴"，这个比喻其实表明了女人嘴唇的三个重要特点：一是小，二是红，三是丰满。

　　男人喜欢小嘴女人，原因可能是小嘴与年龄有关。小嘴是幼态持续的重要表现，男人喜欢小嘴的本质是，嘴唇越小，女人可能就越年轻。而男人为了保证生育质量，往往喜欢更年轻的女人，等价代换的结果就是，男人喜欢小嘴的女人。

　　女性丰满的嘴唇对男人的意义，仍然可以用幼态持续来解释。女人的乳房又圆又大，而乳头却又短又小，婴儿为了成功吸到乳汁，必须发展出丰满的嘴唇，这样才能像松紧口一样密不透风地紧紧裹住奶头。越是丰满的嘴唇，密封性越好，吸吮乳汁时才不致外漏。根据这个逻辑，正是女人的乳房塑造了婴儿嘴唇的形状。

嘴唇还能展示营养和健康状况。无论男女，除非在病态情况下，嘴唇基本都是红色的。红嘴唇的生理原因很简单，那是皮肤黏膜外翻的结果。口腔内表皮充满了密集的血管，而黏膜表面超薄透明，使得嘴唇可以充分展示血液的颜色，所以看起来总是红艳艳的。

红色是一种显眼的信号，这种信号有多方面的含义。首先可以代表健康，那是心血管系统有力运作的证明。另外，黏膜外翻时会迅速失水，因此从嘴唇也可以看出一个人的保水能力和营养状况，或者据此推断此人的家庭生活条件。所以，红润的嘴唇无疑是身体状况的重要展示窗口。

丰满的红唇还是有效的年龄信号，一旦上了年纪，失去激素与营养的支撑，嘴唇就会越来越薄、越来越松软。男人喜欢丰满的红嘴唇的确切含义是，男人喜欢年轻的女人。

有人把嘴唇当作阴唇展示板，那是惊世骇俗的动物学家莫里斯提出的观点，这一观点让读者和学术界都目瞪口呆。这种说法除了令人不舒服，还缺乏内在的逻辑性，特别是没有嘴唇与阴唇之间基因相关性的研究。但这并不表明嘴唇与性无关，事实上，当女人处于性兴奋状态时，血液从体内涌向体表，嘴唇就会明显肿胀，看起来更加红润丰满。

所有因素交杂在一起，使得男人无法不对女人的嘴唇产生更多的联想。

女人当然会抓住一切时机强化性信号，她们虽然未必会有意识、有预谋地在做这种事情，但事实表明，她们对强化嘴唇的信号功能充满了兴趣，因为她们身上可供随意强化的性信号并不多。

强化嘴唇的信号功能主要靠化妆，经典手法是涂口红，使嘴唇看上去更加红润丰满，从而对男人更具吸引力。

红润可以用唇膏解决，丰满则比较复杂，需要比较高级的唇线唇彩烘托，代价更高的则是丰唇手术。把这种事情做到极致的是非洲的某些原始部落，美洲的印第安人也有此类习俗：当地女人流行在下嘴唇装上一个盘子，盘子越大越有魅力，婚嫁时会得到更多的聘礼。那种自残式的绝技虽然可以把嘴唇撑得更加"丰满"，却失去了原有的实用性，可能是文化进化失控的表现，也可能是累赘理论在起作用——她们在向男人表明，自己经得起如此严重的折腾。

现代文明社会已经放弃了这种激烈的展示形式，但并不表明放弃一切折腾，打唇环或者唇钉就是典型表现，那是处于性躁动期的年轻男女的奇特选择。

正因为嘴唇与性信号有关，进入文明社会后，"强化嘴唇"甚至受到了一定程度的制约。男权思想浓重的国家不许女性涂口红；英国还曾经制定法令禁止女性给自己的嘴唇上色，以免男人禁不住诱惑而落入婚姻的陷阱；有的国家一度规定只允许妓女涂口红。非常有趣的是，西方女权运动兴起之时女权主义者们也曾极力反对涂口红，认为那是讨好男人的举动，但是并没有被广大女性所认可。女权运动至今仍然轰轰烈烈，口红生意却越来越红火。虽然鲜艳的口红并不直接与交配的欲望挂钩，但至少表明了彰显个性、艳压群芳的意图。而归根结底，艳压群芳的主要意图仍是为了争夺潜在的优秀男人，虽然女性不一定承认，但口红暴露了女性内心深处的想法。

明白了嘴唇之于女人的意义，也就可以理解男人和女人嘴唇的差别了。男人的嘴唇一般都要比女人的薄一些，色泽也略淡，表明男人的幼态持续水平不如女人。男人的嘴唇在成年以后会越来越薄，其实是在不断消除幼态持续性状，特别是古代男人留有长长的胡子，基本会掩盖住嘴唇，丰满的红唇对于男人来说毫无意义。

如果仅从幼态持续水平的角度来衡量，女性确实要比男性稚嫩。这与男女双方不同的择偶策略有关，男人倾向于寻找更年轻的女人，而女人则倾向于寻找更成熟的男人，成熟的男人意味着强大的权力和富有的资源。既然如此，男人就要努力显得成熟，不断削减幼态持续性状是重要的手段，而嘴唇首当其冲。女性化的显示屏对男人来说意义不大，男人必须使用更有说服力的指标证明自己的健康，比如强大的肌肉和敏捷的击打能力。

梳理一下嘴唇进化的脉络吧！婴儿丰满的嘴唇是针对女性大乳房的独特设计，如果不是针对女人又大又圆的乳房，婴儿就不需要发展出丰满鲜红的嘴唇；如果婴儿没有那样的嘴唇，女人就无法通过幼态持续保留那样的嘴唇。所以，红润的嘴唇绝不是可有可无的简单性状，而是直立行走推倒的另一张重要的多米诺骨牌，背后的隐蔽排卵是强大动力。

可以看出，从乳房到嘴唇，从腰到臀，女人一直在不断地打造性信号招牌，为的就是吸引更多的男人，从而保证隐蔽排卵策略的顺利实施。为了应对女性的性信号攻势，男人也做出了针锋相对的反应。

第7章

生殖器官的进化

　　总会有那么一个精子，在正确的时间和正确的地点找到了正确的卵子，它会奋勇钻探，直到把自己的基因注入卵细胞内。当接受了一个精子以后，卵子就会关闭外壳，并且高速旋转，以此防止其他精子再行侵入。对精子而言，第二名常常得不到任何奖励。

　　睾丸无论如何都是重要的器官，它对生殖大业起到了无可替代的作用。睾丸每一分每一秒都在尽心尽力地生产激素和精子，是构成男性魅力的主要设备。

　　如此重要的器官难道不应该认真收藏起来吗，为什么会被挂在外面几乎毫无保护？可能有人会摆出很有知识的模样，用不屑的语气说：这么简单的问题也好意思问，当然是因为精子不能忍受腹腔内的高温，睾丸晾在外面可以起到冷却作用，时紧时松的阴囊是天然的人体空调，可以给精子提供最好的生存温度。

　　这是民间流传极广的答案，我把它称为冷却理论。这一理论似乎也得到了某些实验的证明：精子生存的最佳温度是35℃左右，而腹腔内的温度却高达37℃。如此说来，这个答案似乎确有道理，但它却是错误的，至少只是半截子答案。因为我们还要进一步追问：为什么精子的耐受极限只能到35℃呢？以人体为例，几乎所有细胞都可以耐受37℃的温度——人的正常体温就是这么高，连珍贵的卵子都不例外，为什么源源不断的精子却要搞特殊化？

　　这还不是对冷却理论的最大挑战。最大的挑战是，地球上的绝大部分动物，无论鸟类还是鱼类，或是青蛙这样的两栖动物，它们的睾丸全都深藏不露。而且，也不是所有哺乳动物的睾丸都挂在外面，比如海豚、大象等的就稳稳地收在腹腔里，只有灵长类动物和猫、狗之类的才晃里晃荡地挂在外面，这又该如何解释呢？如果说人类的精子害怕腹腔内的高温，难道大象的就不怕了吗？要知道，大象体形巨大，体温更高，精子收在腹腔内可能死得更快。

进一步探究，还会发现更多的挑战：人类的睾丸在胎儿阶段也处于腹腔中，只是随着发育的推进，睾丸的位置不断下移，最后才挂到了身体外面。万一下移过程受到干扰，睾丸就容易移不出来，这是一种常见病症，在 100 个新生男婴中，大约有 3 个的睾丸没有移下来。好在经过纠正，大部分仍可以自然下坠，但终有一部分婴儿的睾丸彻底出不来，这就是隐睾症，可直接导致不育。此外，睾丸下移还带来一个严重的副作用，既然需要穿墙而出，当然需要开个小洞，可要是洞开大了，就会造成疝气。总而言之，机体为之付出了高昂的代价。

我们付出了高昂的代价，却做了一件危险的事情——睾丸在体外无疑更容易受到攻击或遭到意外伤害，很多武术套路中都有踢打睾丸的招数。理论上而言，这是违背自然选择的装置，除非能给出更加合理的解释。而冷却理论只能解释表面现象，相反的观点听起来似乎更有道理：人类的精子只能忍受低温并不是睾丸下移的根本原因，而是结果。也就是说，是睾丸下移导致精子不得不适应体外的低温——精子是受害者，人家本来完全可以耐受高温。冷却理论彻底搞错了因果关系！

此外，男人的睾丸尺寸比黑猩猩的小，却比银背大猩猩的大得多，这在进化上有什么重要意义吗？与女人的隐蔽排卵之间存在对应的逻辑关系吗？

男人
最忠实的
仆人

<<<<<<<<<<<<<<<<<<<<<<<<<<<<<<<<<<<<<<<<<<

　　了解黑猩猩是了解人类本性的重要途径。我们无法回到过去观察自己，却可以从黑猩猩那里获得虚拟的历史情报。

　　黑猩猩的主流社会形态有点儿黑社会性质：等级森严，充满暴力；解决冲突的手段异常残忍，常常以暗杀解决问题；部落之间时常发生战争，弱势部落往往会被敌对部落斩尽杀绝。部落生存直接关乎个体生存，为此，每个部落都要尽量维持相当的战斗力，大多由十四五头黑猩猩组成主力部队，其中有三四头成年雄性，其余的则是雌性和幼崽。这种组合在猎杀猴子时特别有效率，单靠一只黑猩猩永远也不可能捉住猴子。

　　在交配制度方面，黑猩猩部落头领拥有绝对的交配权。但是，其他雄性黑猩猩也不甘心"跑龙套"袖手旁观，它们左右逢源、进退有度，不断和雌性眉来眼去。部落头领对此只能睁一只眼闭一只眼，所谓水至清则无鱼，如果盛怒之下清除了所有情敌，则群体战斗力将会被严重削弱，整个部落就会面临灭顶之灾，头领也将随之失去作威作福的基础。

　　在发情期，雌性黑猩猩通常耐不住寂寞，有些雌性甚至会穿越丛林跑到其他部落中去寻找情人，所以雄性一旦发现雌性有私奔迹象，则立即大打出手，对其严加惩罚，侥幸没有被抓住把柄的雌性则会装出无辜模样，对头领俯首帖耳，其实肚子里早已怀了别人的孩子。

那么，雌性黑猩猩到底怀的是谁的孩子呢？这是一个棘手的问题，雄性对此束手无策。放在一般情况下，心灰意冷的雄性就会拍屁股走人，根本不管幼崽的死活，但雄性黑猩猩却不能这么做。如果它一怒之下扬长而去，留下的所有雌性都将被别人霸占或者杀死，它自己恐怕连丛林都走不出去，就会被敌对部落灭掉。雄性黑猩猩只能忍下这口怨气，为不明身份的后代负起一定的责任来。

既然黑猩猩无法将其他雄性完全排除在外，大打出手又不是首选方案，也不能把雌性扔下置之不理，最好的策略就是暗中较劲，具体的任务交由睾丸执行。

当某个雄性黑猩猩的精子涌进阴道，就极有可能与其他雄性的精子不期而遇，在这种混乱情况下，就会出现精子暗战。精子竞争的手法非常复杂，有的打埋伏，有的搞袭击，还有的专门负责搞阻截。但就像人类的常规战争一样，无论战略战术多么复杂多变，最重要的还是要看军队数量——韩信点兵，多多益善。精子竞争也擅长此道，经典手法就是以量取胜。某个雄性产生的精子越多，使雌性怀孕的可能性也就越大。

从某种意义上说，睾丸只是精子发生器，就像是街头炒爆米花的火罐一样，罐子容量越大，炒出来的爆米花也就越多。同样的道理，睾丸越大，制造的精子也就越多。进一步来说，雄性面对的竞争越大，越需要更大的睾丸，这样才能与对手在暗中一决高下——睾丸越大，胜算越高。

在这种策略的支配下，黑猩猩的睾丸进化到高达一百一十多克，大约是两到三个鸡蛋那么重，在灵长类动物中是最重的。

如此说来，难道雄性睾丸越大的动物，雌性就越有滥交的倾向吗？此时下结论尚显仓促，我们最好再来看看其他动物是什么情况。

最有参考价值的是银背大猩猩，因为它们采取比较严格的一夫多妻制，相对于黑猩猩的多夫多妻制而言，一夫多妻制更有对比价值。

银背大猩猩是身材最为高大的灵长类动物，平均体重可以达到200公斤，平日虽然吃素，但脾气一点儿也不像吃素的，发起怒来有力拔山兮气盖世的豪情。暴躁的银背大猩猩甚至可以一掌拍死花斑豹，如此彪悍的体格，连狮子都要退避三舍，好莱坞电影《金刚》就是以银背大猩猩为模板拍摄的。但与霸王般的体格不相匹配的是，雄性银背大猩猩的睾丸平均只有35克左右，重量甚至不及一个鸡蛋。

具有强大雄性魅力的银背大猩猩，为什么会长着如此小巧的睾丸呢？根源在于银背大猩猩采取了与黑猩猩完全不同的生殖策略。

黑猩猩的问题在于体格不够强壮，单个雄性不足以担负起整个部落的保卫工作，所以必须容忍其他雄性的存在，好借此结成生存联盟，这在学术上叫作群婚制。

与黑猩猩的交配逻辑不同，银背大猩猩体格非常强壮，足以雄霸天下，有能力保护整个部落的利益，部落中决不能容忍另一只成年雄性的存在，其他雄性胆敢来犯，则必然打得它满地找牙。因此，银背大猩猩有资格实行严格的一夫多妻制。因为几乎没有竞争对手，所以银背大猩猩不必采用精子淹没战术。

雄性银背大猩猩虽然妻妾成群但无人骚扰，一年之内只交配几次，而且交配时间非常短暂，被严格控制的雌性银背大猩猩一旦怀孕，在此后的三四年内都不会再交配，这导致雄性的精子开销非常小，当然也就不需要那么大的睾丸了。

从黑猩猩和银背大猩猩的睾丸大小对比可以发现一条简单的规律：雌性越是风骚滥交，雄性的睾丸与身体的比重就越大，反之则相反。雌性的忠诚度与雄性的睾丸大小呈高度相关性。

有意思的是，这条睾丸定律不但适用于灵长类动物，而且适用于哺乳动物和鸟类，连昆虫界都一并遵守。有一种蟋蟀的睾丸甚至达到体重的14%，而这种蟋蟀的雌性也确实极为风骚，几乎可以从不停歇地与雄性交配。

不管在进化史上人类的睾丸重量发生了多大变化，至少到目前为止，男人的睾丸虽然比黑猩猩的小，但比银背大猩猩的大得多。普通成年男性的两个睾丸大致相当于一个鸡蛋的重量。人类的体重比黑猩猩重而比银背大猩猩轻，睾丸与体重之比也正好介于两者之间。与睾丸重量相对应的是射出精子量，黑猩猩一次可以射出五六亿个精子，是银背大猩猩的10倍，却只是人类的两倍。

另一个现象也呈现同样的相关性，那就是精液的黏稠程度。在滥交动物中，雄性的精液黏性越大，就越能成功阻止后来者的精子进入子宫，这将是对付放荡雌性的有效武器。三者相比较，黑猩猩的精液黏性最强，人类的精液黏性次之，黏性最差的还是银背大猩猩——人家的精子根本无须提防后来者。

这说明了什么问题？说明在远古时期，女性既不像雌性黑猩猩那样滥交无度，也不像雌性银背大猩猩那样忠诚专一，这一切的根源在于直立行走造成的隐蔽排卵，那为女性接受多个男性奠定了生理基础，男性不得不为此而奋勇拼搏，他们的睾丸也在默默努力。从这种意义上来说，睾丸是男人最忠实的仆人。

有人否认男人的睾丸大小与女人的忠诚度相关，认为只是与性交次数有关。因为银背大猩猩的交配次数太少，睾丸当然很小；而黑猩猩的交配次数太多，所以睾丸很大。人类的交配次数介于两种动物之间，所以型号也是不大不小。可问题并非如此，黑猩猩的交配次数事实上远少于人类。也就是说，交配次数并不是决定睾丸大小的关键。

睾丸就是一个生化反应炉，较大的反应炉自然就可以产生较多的精子和激素，这是最简单不过的逻辑，你不能指望一只小鼠的睾丸产生出大象那么多的激素来。而激素水平在很大程度上支配着动物的性格和行为，所以大象可以横冲直撞，而小鼠则往往贼头贼脑、提心吊胆。

重新回到银背大猩猩那里，它们虽然妻妾成群，睾丸却小如雀卵；与此相对应，雄性银背大猩猩对家庭非常负责，不但对雌性呵护有加，对后代也更有耐心。而睾丸较大的黑猩猩则不然，它们性情粗暴，对待雌性根本谈不上什么"怜香惜玉"，雌性稍有违逆则大打出手，对后代死活也不闻不问，捉到猴子时率先享用，绝对是极不称职的"甩手掌柜"。

有趣的是，这个逻辑可能同样适用于人类：睾丸越大的男人，性格就越容易冲动，性欲也可能更强；而睾丸较小的男人可能更顾家。

应对
持续发情的
重要策略

«««««««««««««««««««««««««««««««««««««

很多人误以为阴茎是很没有内涵的器官，它既不产生精子，也不分泌激素，只是一个双功能的肉质管道而已，虽然可软可硬，却不能靠意志加以控制。

针对人类最重要的生殖器官，全世界的科学家所做的相关严谨研究竟然少之又少。只要考察一个简单的问题，就会让很多人感到震惊和茫然——男人的阴茎为什么这么长？

按照传统方法，要想理解人类的阴茎，比较靠谱的参照物仍然是强壮稳重的银背大猩猩和粗暴淫荡的黑猩猩。银背大猩猩的阴茎平均勃起长度是 3 厘米左右，黑猩猩的则是 7 厘米左右，而中国 20 岁男性的平均勃起长度是 8～14 厘米。这一数据是 20 世纪 60 年代测定的，一直作为我国避孕套的生产标准，尽管可能已经过时，却可以看出一个简单的事实——人类的阴茎远远长于银背大猩猩和黑猩猩的，而且明显粗得多。这是为什么呢？

最先给出科学解释的又是累赘理论，这一理论认为人类的大阴茎基本没有什么独特的用处，正因其大而无用，反而成了一种累赘，只有勇于背负如此巨大累赘的男人才是优秀的男人。他们其实是在用这种无聊透顶的方式向女性证明自己的实力。

与睾丸类似，这个理论的挑战在于，凡是累赘，都应该非常张扬地挂在外面并且大张旗鼓地加以炫耀。但很明显，在人类这里，这种奇特的炫耀技术已经过时了。相反，男人们都用各种手法拼命掩饰。新几内亚原始部落的男人习惯戴阴茎鞘，他们一般要准备好几副阴茎鞘，早晨出门前就像选领带一样找一副戴上再出门。阴茎鞘又粗又长，像大黄瓜般套在两腿之间高高竖起，顶部几乎抵达胸口，上面装饰有漂亮的羽毛和贝壳，乍看之下惊艳绝伦。新几内亚原始部落的男人的这一习惯，常被学界看作是用夸张的方式证明自己的性能力。这看上去似乎是为了炫耀，但我认为那只是极具地方特色的文化现象，而非普遍现象，而阴茎鞘基本就是某种形式的内裤。

另一个解释是失控理论，这个理论的要点是：雌性在选择雄性作为配偶时，一般无法做到全面衡量，而只是取其某个特征作为判断优劣的标准。比如雌孔雀会无厘头地认为雄孔雀尾巴越大越好看，于是雄孔雀不得不努力发展尾巴以讨好雌性，结果失控了，尾巴长得太大，以至于成了影响生存的废物。男人的阴茎正是如此失控的结果。

累赘理论和失控理论有着共同之处，两者可以解释同一现象，都试图给出某种性状超出正常范围的原因；不同之处在于对动物意志的理解，似乎累赘理论更为主动，失控理论则稍显被动。

还有一种观点认为，阴道内的环境其实很不利于精子生存，那里并不是一条舒适的赛道，而是布满了陷阱的黑暗深渊，每个陷入其中的精子都要面对死亡的威胁——酸性环境很容易杀死精子，大量的白细胞和抗体都对精子虎视眈眈，在此情况下能活下来的精子少之又少，后面我们会详细讨论这个问题。总之，如何在阴道中奋勇前进，对精子来说是一场严酷的考验，战线拉得越长，死亡率就越高。男人当然不希望自己的精子遭受灭顶之灾，所以每次都要射出远超实际用量的精液以保护主力前进，而且会努力用长长的阴茎来护送精子一程，借此减少阴道对精子的磨炼——你不能指望精子全靠自己的力量跨越千山万水。这是一场漫长的军备竞赛，竞赛的结果就是现在这个样子：男人的阴茎远远超出了实际的需要，比拥有大睾丸的黑猩猩还要长。

这个观点听起来合情合理，几乎挑不出毛病，但是龟头却不愿意——如果只有长度最重要，那么顶部为什么要长成龟头模样呢？那简直像是刚出土的小蘑菇，还有结构精密的冠状沟，以及不辞辛苦翻覆自如的包皮，所有这些难道都是可有可无的吗？黑猩猩和大猩猩就不是这样，人家的阴茎如同铅笔一样简洁明快，也没有影响生殖。人类如此复杂的龟头设计有什么必要呢？

这才是问题的核心，超长的阴茎只有结合龟头一并考虑，才会接近问题的本质，我把它称为"挖掘机理论"。这个理论有力地表明，人类的阴茎并不是什么夸张的摆设，更不是无用的累赘，而是功能强大的实用工程机器。

该理论认为，阴茎不只是要把精子射进阴道，还要负责把其他人的精子给挖出来，从而制造一家独大的局面，以提高授精概率。挖掘的手段，就是用设计精巧的龟头——冠状沟可以将情敌的精子成功铲出，阴茎向外抽动时，包皮迅速补位，包住冠状沟里的精子，将精子拖出阴道，阴茎再次插入时，包皮自然翻开，借助阴道壁的作用将精子排挤到外面。如此反复不停地进出运动，阴道内原有的精子则会被抽刮得所剩无几。

　　既然是挖掘机，当然是机体越长挖掘效果就越好，这就是长阴茎的重要意义。男人在每次性交之后都有一段"不应期"，也就是阴茎在射精后迅速疲软，短期内难以勃起，至少要30分钟后才有可能开始下一次运动。

　　挖掘机理论认为，男人的"不应期"其实是在为刚刚射出的精子留出足够的游泳时间，而不是刚刚射出后，又通过二次战斗把它们给挖出来。

　　那么，黑猩猩为什么不需要在阴茎前方加一个龟头和一个"铲子"呢？那是因为黑猩猩的精液与人类精液的黏度不同，它们的精液黏性更大，射出以后迅速在阴道内形成凝胶状结构，很难再挖出来。为此，它们进化出了另一种重要的工具，在分子水平上与对手的精子展开隐蔽的竞争，那就是水解酶系统。黑猩猩的身体中用于水解对手精液的酶系统突变更多，进化更快，从而能更有效地突破对方的封锁，直到把自己的精子送进子宫。黑猩猩需要的不是挖掘机，而是生化钻井机。

　　正是基于这一原理，较长的阴茎确实对男人有利，是应对女性持续发情的重要策略，是更好繁殖后代的重要工具。

精子大屠杀

从科学的视角来看，交配工作其实是一场进化战争，首先需要男女双方共同上场，没有匹配的对手就没有真正的较量。双方都在为了应对对方的变化而变化。在男性独特的生殖器驱使之下，女性的生殖器必然也要成为人体进化的关键位点。

阴道最正宗的职能是精子集散中心，核心任务是检测精子质量，淘汰不合格的精子。

精液的成分相当复杂，会游动的精子只占其中很少的一部分，此外还有大量的酶和微量元素，并有果糖为精子起跑提供能量，而柠檬酸和无机盐则共同维持精液的渗透压及酸碱平衡。失去精液保护的精子在数分钟之内就会迅速阵亡。换句话说，精液提供了强大的后勤保障，为的是让精子在射进阴道后存活的时间更长。

或许有人会怀疑，难道争先恐后、喷薄而出的精子在阴道内还需要额外保护吗？那里不是精子向往的天堂吗？那里没有唾液水解酶，也没有大肠杆菌，温度正好，精子应该可以在其中任意遨游，怎么会有其他风险呢？

一切都是泡沫，真相完全相反，阴道内部其实是残酷的精子杀场。

一名健康的成年男性每次射精射出的精子数量在数千万到两亿个之间，一生射出的精子总量简直就是天文数字，但又有几个精子能修成正果呢？数一数他的孩子数量就知道了。从统计学意义上来说，每个精子的成功率几乎为零。也就是说，绝大部分精子都是在瞎折腾，它们被快速投入深渊战场，并在那里遭受四方夹击，左冲右突，奋力求生，生存概率却可以小到忽略不计。

阴道内部并不适于精子生存，这个事实曾经令科学家万分震惊。简单的理解是，阴道排斥精子只是对抗异物感染的普通手法，精子并非贵宾，恰恰相反，反倒常常是不速之客，加上精子的大小与细菌相近，抗原性也很强，更不要说精液中往往会夹杂着顺道而来的各种病毒，所以精子同样被列为免疫排斥的对象并不奇怪。

阴道抑菌的原理很简单——黏膜上皮附着有大量的乳酸杆菌，可以将糖原分解为乳酸，从而使阴道保持较强的酸性环境，以此抑制其他致病菌的生长。而阴道上皮糖分的多少又与雌性激素的分泌水平有关，内分泌正常的健康女性，阴道乳酸菌生长也比较稳定，内环境就比较清洁。精子根本无法适应那里的酸性环境。为了对抗强烈的酸性环境，精液中含有某些碱性物质，可以中和阴道内环境，对精子起到临时保护作用。

女性性交时如果有明显的愉悦感，在男性射精前达到性高潮，阴道就会分泌大量的碱性液体，对原有的酸性环境起到很好的中和作用，保证奋勇出征的精子不会出师未捷身先死。

精子明知阴道绝非久留之地，为了迅速逃离这片死亡陷阱，同时也是彼此竞争的需要，它们不惜轻装上阵，扔掉了几乎所有细胞质，将原本存在于细胞质中的线粒体大规模转移，密集地包裹在精子尾部，专门负责提供前进的动力。

有一批精子勇士虽然成功地摆脱了酸性环境，但同时也丢掉了防护设备。脱离了精液保护的精子基本处于裸奔状态，此后将要面对更为严酷的挑战。有的精子因得不到足够的果糖而失去了动力，确实累死在了路上；有的则失去了方向感，跑错了地方，当然也只有死路一条。当先头部队历经艰险抵达子宫颈时，数量只剩100万左右，仅是出发时的1%左右。

先锋队在宫颈口很快遭到宫颈黏液的封锁，宫颈黏液中含有大量的黏蛋白，浓度受雌激素水平影响。在排卵前期，雌激素水平升高，宫颈黏液变得稀薄透明，富含多糖和维生素等营养物质，可以为精子提供后续能量，健康的精子得以迅速通过。但另一方面，宫颈黏液就像是巨大的分子迷宫，并且没有任何指示路标，很多精子被搞得晕头转向，只好原地打转，无奈地等待死神的降临，何况那里还埋伏有封杀精子的强大火力网和另一个可怕的死亡陷阱。

男人射精数分钟后，女人的宫颈黏液中就聚集了大量的白细胞和抗体，有些抗体专门针对精子，只要精子出现，无论死活，一律绝杀。有些女性就是因为精子抗体过多，结果直接导致不孕。

就算经历了如此残酷的劫难，精子仍然没有死绝，残余力量会继续挺进，它们很快就可以接近终极靶标，但在此之前还要押一次关乎生死的赌注——前面将会出现两条输卵管，其中只有一条输卵管准备了成熟的卵子，而另一条则玩起了空城计。路口没有指示牌也没有红绿灯，精子别无选择，只能分头前进，有一支队伍必定扑空，同时也就意味着死亡。两条输卵管的存在并不是子宫在玩弄精子，之所以需要两条输卵管，只是准备了一份

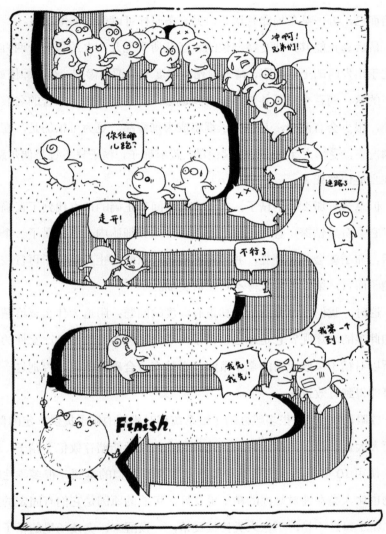

▲ 男性每次射精射出的精子数量在数千万到两亿个之间，但能和卵子结合的名额只有一个。从统计学意义上来说，每个精子的成功率几乎为零，它们在女人的身体迷宫里左冲右突，奋力求生……然而笑到最后，有幸能和卵子结合的名额只有一个，很少会有两个，其他精子都将成为殉葬品。

备胎而已，万一某条输卵管堵塞，另一条照样可以行使生殖功能。

最后真正能够到达受精部位的幸运儿所剩无几，大约只有一两百个，相比于出发时的上亿大军，精子的死亡程度不可谓不惨烈。然而即使如此，剩下的这一两百个精子并不都能笑到最后，有幸能和卵子结合的名额只有一个，很少会有两个，其他精子都将成为殉葬品。更为可怕的是，在大多数情况下，受精大厅里都是空荡荡的，没有卵子，精子只不过是偶尔路过，并在当地悄然死去。

但总会有那么一个精子，在正确的时间和正确的地点找到了正确的卵子，它会奋勇钻探，直到把自己的基因注入卵细胞内。当接受了一个精子以后，卵子就会关闭外壳，并且高速旋转，以此防止其他精子再行侵入。对精子而言，第二名常常得不到任何奖励。

这时，我们将要考虑一个真正有深度的问题：阴道为什么要给精子制造如此多的麻烦呢？它是想逼迫精子另寻出路吗？当然不是。女性的身体之所以对精子采取无情的截杀策略，必然有着合理的依据，否则这一性状不可能得到有效进化。

放眼动物世界，很多雌性的生殖系统都对雄性的精子提供一定的保护，因而大大延长精子的存活时间。比如切叶蚁蚁后能储存数亿个精子，足够连续使用 10 多年。一些鸟类和爬行动物都有类似的本领，很多雌性哺乳动物也比人类女性对雄性的精子更友好，可能的原因是它们有固定的发情期，精子得之不易，不像人类持续发情，一夜醒来，竞技场里的精子虽然阵亡殆尽，但新的军队已经整装待发，自然没有必要保存精子。

这就是阴道对精子展开无情屠杀的根源，持续发情导致女人不再担心精子来源，而更关心精子的质量与新鲜度。清除精子只是表面现象，不然阴道就与其他开放性伤口没有本质区别。如果精子可以长期存活，无疑对男人有利而对女人不利。男人完全可以在射精后便转身离去，反正他的精子将会长期存放在女性体内对卵子守株待兔，确保女人不可避免地怀上他的孩子。但阴道对精子的截杀则使这个"阴谋"很难得逞，一次性留下的精子不可能像其他动物的那样有较长的保质期，它们在阴道内的寿命正好和人类的作息间隔一致，授精能力仅能维持20个小时左右。那绝不是巧合。交配后就溜之大吉的家伙很难留下后代，那是阴道对负心人的暗黑报复。只有长期居住在一起，并且保持一定的性交频率，才能得到有效的遗传回报。

月经
是本
难念的经

<<<<<<<<<<<<<<<<<<<<<<<<<<<<<<<<<<<<<<<<<<<<

　　几乎所有女性都要忍受月经带来的痛苦和不便，还必须承担潜在的风险——每个月经周期都是一次激素的潮汐，就像海水冲刷海岸，内分泌水平存在明显的波动，激素波动也会增加罹患卵巢癌等妇科疾病的概率。如果月经初潮后迟迟不怀孕，患乳腺癌的概率也会同步增加。更不要说还有恼人的痛经如影随形地陪伴左右。很多女性考虑下辈子做男人还是做女人时，都因为月经而放弃了现有性别，她们可能每个月都会愤怒地责问一遍：人体不是进化的产物么，那女人为什么非要来月经呢？每个月定期出血到底有什么科学道理？

　　对于进化生物学而言，月经、绝经与痛经，本本都是难念的经，没有一种现象能得到简单合理的解释。因为不但要解释女人为什么有月经，还要解释其他雌性哺乳动物为什么没有月经，虽然那不是什么严格的规律，因为总有一些动物破例，比如大象也有月经，有些蝙蝠也来月经。更可怕的是，有时我们还要回答男人为什么没有月经之类愚蠢的提问。

　　月经的生物学机制非常简单。女性进入青春期后，卵泡成熟，通过一系列的激素刺激子宫内膜增生，在雌性激素高峰期促进卵泡排卵，此后各种激素水平迅速改变。历经这般风起云涌、潮涨潮落的洗礼后，如果没有受孕，则子宫内膜坏死脱落，进而伴随出血形成月经。

有一种值得欣赏的理论，把月经看作保持子宫内膜新鲜程度的手段。子宫内膜是胚胎生长基地，务必保持新鲜与活力，因此需要不断更新。要想长出新的内膜，就必须定期替换旧的内膜，脱落是最好的措施，至于出血，只是内膜脱落的副作用——脱落的过程中必然涉及血管的破裂。这个理论听起来非常完美，但有一个小小的不足，就是不能很好地解释为什么月经在动物界不是普遍现象，难道其他动物都不需要更新子宫内膜吗？

有一个值得考虑的重要观点是，子宫属于开放性器官，虽然有阴道作为屏障，但阴茎带有大量细菌，精液本身也极易携带病原体，这些细菌和病原体可能借助精子一同侵入子宫。特别是由于人类隐蔽排卵导致的持续发情和几乎不间断的性交，病菌感染概率比定期发情的哺乳动物大为增加，所以子宫有必要定期清洗，最简单的方法是脱落子宫内膜并伴随出血，虽然有一定的物质损失，却能保证机体健康。

与人类情况相近的黑猩猩也面临同样的困扰，群交造成的感染更为复杂严重，它们的子宫当然也需要月经冲洗，而且剂量并不比人类的少。有些蝙蝠也会来月经，它们多在夜晚活动，漫长的白天无事可做，交配几乎是唯一的乐趣。

很快，这个理论就得到了进一步拓展——月经不仅可以限制病原体，而且可以限制铁元素，人的身体内含铁量过高可能导致血红素沉淀，很多新生婴儿患有黄疸，大多是血红素沉淀的结果。身体积聚过多的铁元素会引发代谢异常，定期排血可以有效调节铁含量，所以女性几乎没有血红素沉淀症。

排铁还可以限制细菌生长，因为所有细菌都需要铁元素，疟原虫攻击并裂解红细胞就是为了得到铁。但人体铁元素大多被控制了起来，有多种蛋白专门与铁结合，叫作铁螯合蛋白，一旦细菌得不到足够的铁，就像动物得不到氧气，根本无法在人体内生存。

西方曾经盛行放血疗法。达尔文就曾经试过多次，他的女儿安妮就是经放血治疗无效后死亡的。现代医学已经放弃了这种疗法，并认为那是愚昧的行为。但用限铁机制重新加以考察，放血疗法可能存在一定的合理性，就像是人为的月经，放出了血也就等于控制了铁，进而制约细菌的生长。与之相对应的是，感染期间人体一般会出现暂时性贫血，可能是身体对抗细菌的重要措施，如果随意补铁，不但不会提高免疫力，反而会加重感染，这可能是民间在炎症期间忌吃某些含铁量较高的所谓"发物"的主要原因。可见，体弱贫血有时是一种自我保护。发烧也可以控制细菌摄入铁元素，细菌的转铁蛋白在温度升高以后就会失去摄铁作用，这被看作对抗细菌感染的重要手段。经检测，月经血的营养物质含量较少而含铁量较高，似乎正符合限铁机制的逻辑。

其他哺乳动物之所以少见月经，仍然是因为它们有固定的发情周期，交配次数远远少于人类，细菌感染的威胁也远远低于人类，因而对此不必动用月经的限铁机制。

这一理论还可以解释男人为什么没有月经。他们不必担心被别人的阴茎强行带入外来细菌，就算这种情况真的发生，也会被控制在肠道内加以解决，所以男人没有排铁的必要，当然也就不需要月经。

有一个重要的事实似乎支持了这一观点——对非洲埃塞俄比亚等欠发

达地区的调查表明，凡在月经初潮之前就开始性生活的女性，其患盆腔炎、宫颈癌等妇科疾病的概率显著增加，这提示月经确实具有抗菌的作用，过早开始性生活的女性没有月经保护，因而更容易感染疾病。

但这个理论并没有让月经问题尘埃落定。有调查表明，在月经前后，阴道内的细菌含量并没有显著变化，女性受到感染时月经量也不见增多，和性交携带的细菌数量似乎也没有线性关系。说了半天，难道这个理论一无是处吗？

进化是需要流血的

〈〈〈〈〈〈〈〈〈〈〈〈〈〈〈〈〈〈〈〈〈〈〈〈〈〈〈〈〈〈〈〈〈〈〈〈

事实上，只要把子宫对抗细菌这场战争的主角换成另一位明星，说不定表演效果会更加精彩。那是另一出更加骇人听闻的演出，或者说是发生在人体深处的血淋淋的进化战争，绝对比子宫对抗细菌更震撼。有人认为月经其实是子宫对抗胚胎的结果，虽然我们此前没有发觉，但战争一直在进行，每个月都在不断重复，自远古持续到如今，从不停歇，月经是直接的血证。

胚胎要想发育成胎儿，就必须在子宫内膜扎下根来，像种子撒播在土地上，然后才会长出枝干和叶子。很多人误以为子宫内膜是种植胚胎的良好土壤，但在小鼠身上进行的实验却令人大跌眼镜。科学家把胚胎轻松地移植到小鼠身体的很多部位，比如腹腔、胸腔等，甚至在后背都可以生长，但所有人都没想到，最难让胚胎扎根的地方竟然是子宫内膜。这是什么道理？

原来早期胚胎具有癌的性质，可以迅速扩增，只要营养充足，基本都可以生长。但胚胎却受到了子宫内膜的强力狙击，因为胚胎着床就意味着要从母体中吸取大量营养和能量，这导致胚胎与子宫内膜之间存在激烈的拉锯战，只有最强大的胚胎才能征服子宫，成功扎根并最终长成胎儿。子宫并没有乖乖地被动等待，而是把内膜变厚，阻止胚胎与基底层血管接触，否则胚胎就将接通血管并通过脐带吸取母体血液。这场战争最终将以一方失败而告终，子宫失败的结果就是怀孕，胚胎将在子宫中不断成长，直到成熟排出体外，成为母亲最疼爱的宝贝，并在她的怀中幸福地吸吮乳汁。

万一胚胎失败了怎么办？失败的胚胎自然会死掉，成为死胎，如果死亡之前仍处于游离状态，就不会产生恶劣后果。万一在死亡之前已经着床，只是还没有形成脐带连接，情况就会比较糟糕；更恶劣的是已经着床却没有死掉，但又无力再对子宫展开进一步攻击，就那么不死不活地粘在子宫内膜上，这时子宫必须做出反应，否则后果不堪设想。但子宫并没有智能化的反应机制，只能用简单的物理化学手段解决。为了保证已经清除掉报废的胚胎，最安全的措施是每次排卵后都定期对子宫进行一次大清洗，清洗的方法是剥落一层子宫内膜，连带可能死亡的胚胎一道排出体外。这个程序不断地机械重复，就算没有胚胎威胁也会照样操作一遍，直到有一天被胚胎征服并怀孕为止，那时月经会自动停止，因为子宫已经没有清洗的必要。

事实上，这种大清洗在自然状态下不会重复太多，原始时期的女人会早早怀孕，并且由于缺乏避孕措施而不断怀孕，很少因为月经而造成贫血。这种看起来很笨的方法，是对女性身体的有效保护，仅在不得已时才出手干预，只是在现代文明社会才成为常态——她们怀孕的次数实在是太少了。

类似的清洗在自然界中并非罕见，巨大的座头鲸身上可能会长满了藤壶。那是一种讨厌的甲壳动物，它们会顽强地附着在礁石或船底等任何可

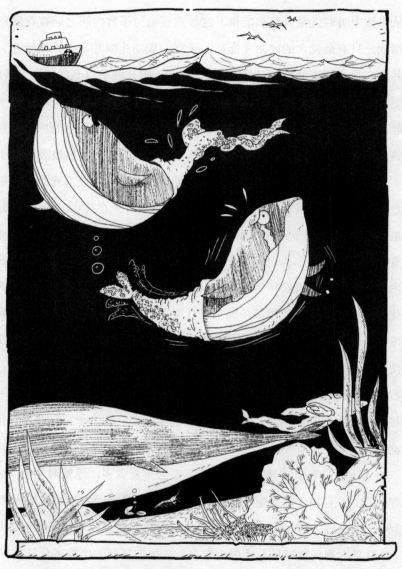

▲ 座头鲸身上长满了藤壶。那是一种讨厌的甲壳动物，它们会顽强地附着在座头鲸身上。座头鲸的反击非常简单：定期把皮脱掉，连同藤壶一起抛弃。

以附着的表面，其中就包括座头鲸，而座头鲸并没有什么好办法把这些可恶的附生物清除掉，它们无人搓背，任藤壶寄生又会造成巨大的营养损失和其他疾病。座头鲸的反击非常简单：定期把皮脱掉，就像脱去外套一样，连同藤壶一道彻底抛弃。有时为了更好地生活，不得不做出适当的牺牲，这是应对自然选择的必然代价——自然选择并没有义务制造最舒适的生活环境。

这个理论真的可以更好地解释男人为什么没有月经——他们不需要对抗胚胎，当然不需要月经。其他哺乳动物的排卵数量和发情周期并不密集，交配次数远低于人类，因而很少需要月经冲洗胚胎。其中的逻辑与对抗细菌完全一致，只不过更换了演员而已。

从这种意义上说，月经也是隐蔽排卵的产物。正因为隐蔽排卵造成的持续发情，我们交配的次数才远远多于其他动物，子宫被劣质胚胎侵入的机会也相应增多，子宫才不得不运用月经机制加以冲洗。

子宫内膜的周期性重建需要一定的时间，很多人的周期是 28 天，多几天少几天也属正常。这个周期尺度应该是长期进化的结果，是在营养损失与保持健康之间维持最佳性价比的结果：周期太短，出血太过频繁，无疑人体会因失血过多而难以维持健康；周期太长，出血太少，则内膜不足以保持新鲜状态。经过如此反复博弈，就形成了现在的月经周期，既不至于出血太多，又不至于让内膜太陈旧，时间长度经过了自然选择极为苛刻的计算。当然，每个女人具体的月经周期可能与自身的身体状况及营养供应有关。

绝经漫漫谈

《《《《《《《《《《《《《《《《《《《《《《《《《《《《《《《《《《《《《《《

　　毫无疑问，月经有开始，也应该有结束，有始有终才符合哲学逻辑。但是，月经结束的方式非常奇怪——女性在五十岁左右就会绝经，并同时失去生育能力，然后在没有月经的宁静时光中安然度日。而男人则不然，他们从十几岁开始产生精子，并终身保持生育能力。男人的身体性状一直都容易被理解，顽强地保存生殖能力完全符合自然选择的一般法则。而女人主动失去生育能力对于自然选择而言非常不可思议，女人为什么不像男人那样把生育能力维持到生命的最后一刻呢？绝经背后肯定隐含着某种重要的进化意义，问题是意义何在？

　　随之而来的另一个问题也同样引人关注：女人为什么选择在五十岁左右绝经，而不是30岁或者60岁左右？很明显，如果60岁绝经，还有机会再生育两到三个孩子，不是可以获得更多的遗传回报吗？拒绝这些遗传回报能得到什么意外的好处呢？我们面临着一个极其矛盾的逻辑：难道提前结束生育期能够得到更多的后代吗？

　　关于绝经的研究并不多见，被广为认可的解释是：绝经现象原先并不存在，在远古时期四五十岁本来就是女性的自然寿命，而且在当时已经算是长寿了，只是随着文明的进步，营养与卫生条件不断提高，女性的寿命不断延长，但是生育能力的进化速度没有赶上生命延长的速度，仍然停留在四五十岁左右，因此出现了绝经假象。结论是，远古时期的女人从来不知绝经为何物，绝经是文明发展的结果，并非本来就有的自然现象。科学家们对原始人类的寿命进行估值，其结果也大致支持这种观点——远古时期的女人基本都活不到绝经期，或者说，她们确实到死都保持着生育能力。

这个理论听起来非常完美，麻烦只在于无法解释女人的消化能力、供血能力、免疫能力等其他生理功能都跟上了生命延长的步伐，为什么独有生育能力止步不前呢？考虑到所有生理功能都应该为生育服务，情况就显得更加诡异，等于说主人已经饿死了，可是几个仆人倒是个个吃得肥头大耳、活蹦乱跳的，天下没有这样的道理。

这个理论也无法解释男人为什么一直保持生育能力——如果女人的生育能力没有跟上寿命的步伐，男人为什么能跟上呢？就算男人保持了生育能力，他们又该找谁生孩子去呢？他们的老伴不是都已绝经了吗？

这种极其诡异的现象必须有更加合理的解释，我们仍然需要新的理论。有一种观点放眼天下，纵览所有哺乳动物，而不是只盯着人类，然后指出生育能力随着年龄减弱是普遍的自然现象，就像老了走不动路、吃不动饭一样，生不了孩子也很正常。这一现象并非人类所独有，大可不必奇怪，当然也不需要进化方面的解释。

但事实是，在野外很难发现与人类相似的情况，很少有动物在丧失生育能力后仍然苟活于世。相反，倒是能找出很多生育之后立即死去的典范，除了逆流而上勇闯灰熊阵的鲑鱼，深海之下的大型章鱼也是如此。它们会拼尽一生精力产下数万后代，随后悄然死去，尸体同时变成卵子孵化的营养——对它们而言，没有繁殖能力的生活完全是浪费时间。这种例子比比皆是，人类算是例外。

据说真正与人类情况相似的是巨头鲸，它们可能在三十多岁时绝经，其后继续生活十几年，没有任何生育的动机；或许还有其他动物存在绝经期，但都缺乏在野外条件下的严格观察认证。人类的那些近亲，比如黑猩猩和大猩猩之类，科学家们已经对它们进行了比较详尽的研究，好像并没有观察到真正的绝经期。不过这种说法应该留有余地，毕竟对它们的了解远没有达到透彻的程度。尽管如此，人类的绝经现象在自然界也算得上非常特殊，并非不需要解释。

有人认为这个问题确实需要解释，但已经得到了解决，答案早已写在教科书中：女性的卵细胞数目在出生时就已经固定，此后只会不断减少而不会增加。经过数十年不间断的损耗，大量的卵细胞已经消亡，到50岁左右已经没有健康的卵子可用，也无法产生足够水平的雌性激素，索性绝经。

可是教科书提供的只是生理水平的解释，只说明卵细胞已被耗尽，却回避了卵细胞为什么会被耗尽。乌龟的卵细胞可以存活60年以上，人类为什么不可以？她们为什么要在仍有生育机会的时候就耗尽卵细胞呢？

聪明的做法是把绝经与月经的功能联系起来。既然月经可能是为了冲洗子宫，对抗感染或者胚胎，绝经可以理解为此类威胁已经消除，从此她们不再需要月经冲洗子宫或者对抗胚胎着床，因此不如绝经。

从逻辑上说，如果对月经的理解正确，这个观点就没有什么错误，但这不是绝经的有效答案，而只是把问题转换了一下，从为什么绝经变成了为什么没有性生活。

失之东隅，
收之
桑榆

<<<<<<<<<<<<<<<<<<<<<<<<<<<<<<<<<<<<<<<

　　有时，女人没有性生活的另一层意思是，男人缺乏兴趣，拒绝配合。当缺少交配对象时，继续保持生育能力就是浪费，自然选择倾向于淘汰无用的性状，绝经是非常合理的结果。

　　现在我们需要继续追问：男人为什么对绝经的女人缺少兴趣呢？

　　这正是某个理论想要回答的问题，不知道是不是可以称为"冷落理论"。冷落理论认为，绝经并不是停止生育的主动行为，而是失去生育机会被迫呈现的被动结果，或者说，因为她们失去了生育机会，所以不得不绝经——没有生育机会的月经是无意义现象。老年妇女不会受到骚扰在于男人嫌她们老了，存心不愿意骚扰——绝经是男人冷落的结果。

　　这种激烈的观点很快遭到了激烈的抨击。反对者指出，女人绝经就是出于主动停止生育的需要，而绝不是被男人冷落的结果，恰恰相反，被男人冷落是女人停止生育的结果。是女人塑造了男人，而不是男人塑造了女人。也就是说，她们是由于绝经而被男人冷落。假如老年女性仍然保持旺盛的生育能力，也就不会被冷落。

到底是由于男人冷落而导致女人绝经，还是因为女人绝经而导致男人冷落，这是另一个先有鸡还是先有蛋的问题，其中有一个说法必然是错误的。错误的极有可能就是冷落理论本身，如果仅仅是男人的冷落就足以产生如此强大的自然选择压力，那么不能生育的女人难不成应该尽早死去？何况不用的东西也不一定非要丢掉，被男人冷落也不一定非要放弃月经的冲洗功能，就像家里放着一袋洗衣粉，虽然暂时没有衣服可洗，也没必要非丢进垃圾桶不可。所以，冷落理论缺乏强大的说服力。

现在问题得以再次转换，既然女人视男人的冷落为浮云，那么，到底是何种凶猛的力量驱动她们放弃了生育呢？

有两个互相矛盾的理论匆忙上场，都在急切地等待回答这个问题，一个是"早夭假说"，一个是"外婆假说"，看名字就知道是准备掐架的阵势。

早夭假说认为，女性之所以绝经是因为身体已经不再适合生育，就像是行驶了四十多年的老爷车应该报废了，继续开下去就有散架的危险。四十多岁的孕妇面临的生育困境更加严峻，高龄产妇的每一次生育都是一次冒险，她们死于分娩的概率比二十岁时高出七倍。这种高风险的生育活动不但威胁自己的生命，还会威胁到已经出生的子女，万一失去母亲的照顾，他们的生活可想而知。为了保证已有孩子的存活率，就必须尽量减少后续威胁，直到完全停止生育。

更加暗黑的事实是，高龄妇女纵然怀孕，也将面临各种遗传缺陷和畸形流产的风险。就算把孩子生了下来，孩子也可能随时早夭，死亡概率与怀孕年龄呈现明显的相关性——年龄越大，生育预期也就越低，这样的生育与其说是遗传回报，还不如说是沉重的负担。既然冒着巨大的风险却可能竹篮打水一场空，明智的选择是停止冒险，用心养育已经生下的孩子。

　　但早夭假说仍有漏洞，并不是所有后代都会早夭，部分后代早夭并不构成崩溃式的自然选择压力，所以这种有害的高危生育能力也应该得以保存才对。而且，后代早夭的威胁对于男女来说应该是完全相同的，如果只为了防止早夭，男人停止生育不是也能达到同样的效果吗？为什么全是女人齐刷刷地停止了生育呢？

　　现在再来看看"外婆假说"是不是能有个让人心服口服的理由。

　　外婆假说的科学性在于，这一假说把绝经看作是直立行走引发的远程后果，生育困境使得外婆的帮助非常重要，绝经恰好使得外婆彻底免除了生育困境，她们得以腾出大量时间担任女儿的助产护士和家庭保姆，还能帮助女儿采集野果以提供更多的营养，从而大大提高了孙辈的存活率，同时也提高了孙辈的智力水平。因为没有激素的驱使，她们不必再参与雌性竞争，也不需要再玩性炫耀。在实际生活中她们显得更加慈祥和善，能将自己多余的时间基本用在后代身上。

　　绝经还是一种无声的声明，向女儿及其他女性表明自己无条件退出生育市场，不再与其他人竞争交配权，因此可以被群体容纳而不会受到排斥，这样有利于维持家庭的稳定。越是稳定的家庭，对于抚养后代无疑越是有利，这种优势越过女儿延展到了外孙（女）身上，使得绝经性状得以遗传。如果一个外婆只是生下了女儿，却没有保证女儿成功生下外孙（女），基因流水线惨遭腰斩，她的遗传回报同样为零。外婆假说的核心就是，保持基因流水线的最佳措施是自己停止生育，转而帮助女儿抚养后代。

　　假如这个理论正确，那么女性绝经的时间大致应该是两代人成长的时间。平均生育年龄越低，则绝经的时间越早。这一推测恰好与社会调查结果一致：中国女性的平均生育年龄为 24 岁左右，绝经时间则大致在 48 岁，正好可以为刚刚来到世界的孙辈提供帮助。在非洲的某些原始部落，女性可能在三十四五岁时就绝经，因为她们在十六七岁就开始生育了！

但外婆假说似乎忽略了男人的感受，女人绝经的同时顺便终结了男人的生育机会。可现实却是，男人仍然保持着旺盛的生育能力。既然外婆可以为了女儿放弃一切，外公为什么不可以？

仅从生物学角度理解，原因也很简单，外公是男人，他们不需要面对生育困境，不会在难产中死去。并且男人永远有理由对后代身份保持适度的怀疑。头上顶着绿帽疑云的男人心情无比沉重，当然没有兴趣考虑外孙（女）的死活，他们不甘心为后代牺牲所有的生殖利益，这种进化压力使得男人和大多数野生动物一样，到死都保持着生育能力。

第 8 章

为什么动物只求偶，
人类却要结婚

　　尽管存在一夫多妻甚至一妻多
夫现象，但一夫一妻制仍然是人类
的主流婚配形式，这个局面是社会经
济条件决定的，也是人类的男女性别
比例决定的，更是合作抚养后代的终极
博弈结果，是人类走向文明的重要阶梯。

从表面上看，婚姻是男人和女人的结合，本质却是精子与卵子的结合。简单的逻辑是，在一年之中，一个男人可以和十个女人生下十个孩子，他们可以从更多的交配中获得更多的遗传回报。而一个女人纵然和十个男人在一起，一年也只能生下一个孩子。女人并不能从过多的交配中获取成比例的回报，所以对更多伴侣的兴趣远不如男人那么明显和迫切。这决定了男人沉迷于风花雪月，总是试图寻找更多的女人，同时确保自己的女人不被别人染指；而女人则相对保守，她们需要得到更为可靠的男人，并用尽心意使他们不再移情别恋。如此不断博弈的结果，最终构成了不同的婚配制度。

无论对于动物还是人类来说，婚配制度都不是随意碰撞闪现的火花，更不是简单的排列组合游戏，而是由雌雄两性生育状况与自然环境相互制约的结果。

后代抚养难度是制约婚配制度的第一个因素。当后代不需要雄性照料时，一夫多妻制尤其适合。比如一只雄海豹可以占有数百名妻妾，但它对后代的责任仅仅体现在提供精子，抚育后代的任务完全由雌性完成，但后代的意外死亡率非常高，很多后代都在雌性争风吃醋的打斗中被活活压死。对于雄海豹而言，只要占领足够大的海滩，有足够强的体力赶走竞争者，妻妾当然是多多益善。这时雄海豹的逻辑是：越是花心，后代越多。

当后代需要双亲共同照料时，雄性不得不考虑一夫一妻制。企鹅是严格实行一夫一妻制的动物，两只企鹅形成的联盟正好可以完成轮流孵蛋及寻找食物的任务，雄企鹅想要多找哪怕一个雌性都是不可能的任务，它们最好的选择就是老老实实彼此忠诚。雄企鹅的逻辑是：稍不忠诚就意味着断子绝孙。

很多鸟类都在一夫多妻和一夫一妻之间摇摆徘徊：当食物缺乏时，雄鸟就会变得很专一，否则后代就有饿死的可能；而一旦春暖花开，食物丰盛，雌鸟完全可以单独喂养后代时，雄鸟就会毅然决然地离家出走，就算雌鸟哭破了喉咙也无济于事。由此可见，食物是制约婚配制度的第二个因素。

另一个制约因素是获取食物的方式。如果某种鸟的主要食物是草籽，而草籽不需要在固定场所寻找，特别是在成熟季节，草籽的供应量迅速增加，雄鸟就有理由另寻新欢。但对于吃虫的鸟儿来说，情况则又不一样：虫子不像草籽那样容易找到，而且多大的地盘能产多少虫子基本固定，这时保卫地盘就等于保卫食物，而一只鸟保卫地盘的能力永远比不上两只鸟，所以吃虫的鸟儿大多实行一夫一妻制。由此衍生出制约婚配制度的第四个因素——地盘。

在雌鸟看来，拥有一块优质地盘的雄鸟无疑是富有的雄鸟。当森林中某类雄鸟之间的贫富差异较大时，雌鸟就会毫不犹豫地投入富鸟的怀抱，而不去管这只富鸟已有几房妻妾。当贫富差异较小时，雌鸟私奔时就需要衡量一下得失，到底是在穷鸟身边做唯一的伴侣，还是投入豪门做众妃之一。

人类基本遵守动物的婚配原则，并受到相同因素的制约，也没有超越自然选择的掌控，这就是不同地区实行不同婚配制度的原因，都是受到当地自然资源分布情况影响的结果。我们不能说人类是典型的一夫一妻制动物，也不能说人类是典型的一夫多妻制动物，事实上，人类实行的是假性一夫一妻制。这种尴尬的地位是由人类的生殖特点决定的，因为男人照料后代的任务介于雄海豹和雄企鹅之间，所以男人的行为也介于忠诚与花心之间：当条件具备时，他们会毫不犹豫地实行一夫多妻制，就像所有的国王和大多数富人那样，这时他们在向雄海豹学习；而当条件不具备时，比如无法挣到足够多的金钱，甚至自己糊口都成为问题时，那他还是做一只谨慎的雄企鹅好了，认真照顾好勉强找到的伴侣以及伴侣生下的子女，才是他们最现实的任务。具体实行何种婚配制度，当然要视具体情况而定。

女王不是
那么容易
炼成的

某些极具先锋意识的女青年或许曾暗中设想过，要是这个社会实行一妻多夫制，应该是很好玩的事情，随便想一想都非常美好：几个男人同时宠着一个女孩，都把她视为掌上明珠，争着为她购买衣服、鞋子、包包、蛋糕、巧克力，每天为她定时无条件结清所有网站购物车，外加承担起做饭、洗衣、拖地、晒被子等家务琐事，女人在家则做起真正的女王。

然而这一虚荣设想的背后，却隐藏着一个阴暗的事实：一妻多夫制从来都不是动物界的主流婚配制度，只在蚂蚁那样的社会性昆虫群体中获得了成功。不过，蚂蚁的蚁后实际上与雄性交配的机会极少，主要靠储存的精子来给卵子授精。在大部分日子里，蚁后都在蚁巢中央独守空房，虽有万千工蚁围着它供吃奉喝，它却并没有像女王那样过着淫欲无度的生活。蚁后几乎所有的时间都在进食，是一个纯天然的吃货，然后就是永不停顿地产卵，直到死亡。

蚁后不需要以德服人，它强大的产卵能力就是最重要的资本或者代价，产卵至死也算得上相当惨烈了。任何想玩一妻多夫制的动物都要付出高昂的代价，这就是大多数雌性都回避一妻多夫制的原因。除了一些社会性昆虫之外，还有少量的鱼类和蛙类热衷于玩这种游戏，不过总体比例低于8%；鸟类实行一妻多夫制的比例更低，大致不到0.5%；哺乳动物则不到1%；灵长类也有实行一妻多夫制的例子，比如一种南美绒猴，但整体比例更低。可以看出，一妻多夫制从来都不是动物界主流的婚配制度。

根据进化论原理，一种婚配制度得不到推广，肯定是受制于自然选择，就算有人喜欢也不行，新锐女青年给出的理由根本不是进化的理由。要想了解一妻多夫制的进化逻辑，有必要先看看典型的动物案例，因为这无疑有助于从根源上深刻认识这种奇特的婚配制度的优缺点。

这次我们不能再请黑猩猩出场，它们并不是一妻多夫制的代表，这次的嘉宾是来自非洲丛林的顶级杀手斑点鬣狗。当人们第一次见到这种举止猥琐的群居动物时，还以为它们与其他食肉动物一样，实行的是一夫多妻制，因为斑点鬣狗首领身材高大，在部落里威风八面，说一不二，而且拖着长长的阴茎。但是后来人们发现，鬣狗首领居然可以生孩子，这才突然惊觉原来首领竟然是雌性，那个阴茎一样的东西只不过是受到高浓度雄性激素刺激而形成的夸张的阴蒂。

斑点鬣狗首领虽是雌性，却和雄性一样，身材高大，脾气暴躁，可以用暴力压制雄性，让它们俯首帖耳，不敢越雷池一步。雌性首领还用独裁手腕分配食物，每次打猎之后，雄性总是可怜巴巴地等着雌性吃饱之后才能进餐，那时基本已经没有什么好肉了。如果某只雄性独自捕获了一头猎物，就必须以最快的速度大口吞食，好抢在首领到来之前填饱肚子，所以吃相非常难看。由此造成的结果是，雌性首领死去时仍然保持一口好牙，它们总是能吃到最好最软的肉；而等级低下的雄性则不得不花费巨大的力气啃食残剩的骨头，其牙齿往往被崩得七零八落。尽管如此，它们仍然得不到足够的营养，所以身材瘦小，举止猥琐，在首领面前更要低眉顺眼，小心行事。

雌性首领奇怪的阴蒂不但兼具产道和尿道功能，而且是交配的入口。斑点鬣狗在初次生育时，胎儿往往需要奋力通过这个狭窄的棒状出口，结果造成大量死亡悲剧。但如果只有缺点，这个奇特的器官早就该被自然选择所淘汰，所以巨大的阴蒂必然有其优点，甚至能抵消生育困难造成的麻烦。

原来，雌性斑点鬣狗首领在部落中享有绝对主动权，可以任意选择交配对象，而棒状的交配通道可以确保自己不会被强奸。相反，雌性首领还可以用这个管子去操控雄性的棍子，如果感觉这个棍子不是它想要的，就会在交配之后把精子全部排空。斑点鬣狗首领用这种独特的方法选择最优秀的雄性授精，这也正是它们采用一妻多夫制的前提——雌性有控制雄性的实力和措施。

问题是，雌性斑点鬣狗为什么追求一妻多夫制呢？那似乎根本无法改变一胎最多只能生三个幼崽的事实，难道雌性能通过这种途径获得更多的遗传回报吗？

这要从它们的后代说起。首领的幼崽继承了母亲的贵族地位，在子宫中就已受到高浓度的雄性激素刺激，生长速度加快，脾气也更暴躁，刚生下来便开始享受竞争所带来的残酷快感，在哺乳阶段就会因争夺乳头而攻击同胞，胜利者在部落中享受崇高的王储地位，甚至可以任意欺负成年雄性。但幼崽的缺点也很明显，它们的发育过程非常漫长，一般需要三到四年才能走向成熟，而与斑点鬣狗体形相差不大的野狼，在出生半年之后就可以自己捕猎了。

为什么幼年鬣狗需要如此漫长的生长期呢？因为它们需要长出一副强大有力的颌骨与锋利的牙齿，这样才能咬碎猎物的骨头。而颅骨和下颌无法在短时间内长好，否则就不能形成强大的咬合力，为此，鬣狗幼崽不得不放慢生长速度，直到所有武器装备完成才能脱离母亲的关爱。正因如此，鬣狗母亲不得不为后代准备更多的食物，而要想在捕猎成功后确保自己的孩子有充足的时间进食，它们必须更加强壮，以驱赶其他雄性鬣狗甚至是狮子的干扰。而要想更加强壮，就必须分泌更多的雄性激素，这样才有可能超过雄性。这样的雌性确实可以保证自己后代的成活率，它们因此而得到了更高的遗传回报。

除斑点鬣狗以外，哺乳动物很少实行一妻多夫制，最简单的逻辑是，要想实行一妻多夫制，则雌性必须提供充足的卵子，产下更多的后代，但没有哪种哺乳动物能够一天产下一头幼崽，它们明显受到发情和怀孕周期的制约，根本无法做到高速排卵。既然如此，多余的雄性和多余的交配都是浪费——既浪费时间又浪费精力，甚至浪费感情，这正是哺乳动物很少实行一妻多夫制的根本原因。

另一个制约一妻多夫制的因素是实力，雌性应该有能力掌控雄性，光靠嘴说肯定不行，所以雌性的身材必须要比雄性高大，只有这样才能控制雄性之间的争风吃醋，并强迫它们完成抚育后代的任务。

对于人类来说，现存的一妻多夫制社会分布相当零散，不过有着大致共同的特点：丈夫之间多为兄弟关系，这种形式的好处是，毕竟几个男人都是兄弟，彼此有一半基因相同，他们之间的雄性竞争冲动会被亲缘关系部分所化解——就算后代不是自己的，也必然是自己兄弟的。所以，各个丈夫都会尽心抚养后代，对家庭尽到自己应有的责任。

兄弟共妻把对女性的挑战降到了最低。作为唯一的妻子，她不必依靠武力来维持丈夫之间的和平，但这并不意味着对女人没有要求。有人错误地以为，在一妻多夫制的家庭里，理想的女性形象应该是温柔和顺，顺从所有丈夫的意愿，从不表露自己的欲望，从不引起夫妻争端。但那明显是脱离实际的一厢情愿，如果每个丈夫同时对妻子提出行房要求，做妻子的必须做出选择。所以，一妻多夫制家庭中的女人虽然不必像鬣狗那样粗暴蛮横，依靠高大的身材和强壮的体魄平息丈夫之间的矛盾，但至少也应该比较聪明强势，有处理复杂事务的能力。根据一些社会工作者的田野调查结果显示，那些女性往往也确实极有主见，她们勇于面对复杂局面，能在几个丈夫之间纵横捭阖，并恰到好处地拿捏住每个丈夫的优缺点，因势利导、刚柔相济，把不必要的矛盾化解于无形。聪明的女人是维系多夫制家庭的重要核心，男人只是支柱。

尽管如此，一个妻子不可能同时躺在所有丈夫的床上，因此家庭矛盾必然存在，此时就要有人做出妥协。比如在同房时，年长的丈夫会比较谦让，主动给年轻的弟弟提供更多的机会。这看似是道德问题，其实是自然问题，因为年纪越大，精力越有限，弹药储备不足，竞争能力也随之下降。谦让是必需的，而不是应该的。

大凡实行一妻多夫制的地区都比较偏远封闭，比如地处高原旷野或深山峡谷，那里自然环境恶劣，耕地零散而贫瘠，获取的生产资料往往仅够生存，所谓通讯基本靠吼，交通基本靠走，男人的双手根本忙不过来。在资源有限的环境中，男人除了相互斗争，最好的策略就是互相妥协。兄弟之间没有自相残杀的必要，因而也更容易达成妥协。纵然有的男人在雄性激素的刺激下冲冠一怒拍案而起，发奋图强要竞争更多的资源，却极有可能得不偿失，甚至血本无归。在偏僻的地区，可供选择的出路并不多，同时意味着得到女人的机会也不多，他们不得不退而求其次——如果得不到一个完整的女人，得到部分女人也是不错的选择。所以，他们接受了共妻的命运。

一妻多夫制为什么没有在世界各地得到广泛推广呢？答案仍然是自然选择。限制一妻多夫制的最重要因素不是文化观念，而是后代数量不足。

客观而言，在恶劣的环境下减少生育数量本来是适应性行为，共妻制正好可以达到这个目的。早在明朝时就有笔记指出，夷蛮之地的一妻多夫家庭养育不蕃，影响人口增长。现代科学调查再次证明了这一点，据坚赞才旦在《真曲河谷一妻多夫家庭组织探微》中的统计：在一妻二夫制的家庭中，每个成年男子的平均得子率是2.26；一妻三夫制的平均得子率是1.5；而女人平均得子率都是4.5。这正符合一般原理——女子多夫并不能提高后代生育率，男人多妻则可能增加后代数量，而当男人共有一个妻子时，后代的数量当然随之减少。总体而言，一妻多夫制确实有助于减轻人口对环境的压力，但人类社会不会因此而接受一妻多夫制，真正开放的一妻多夫制婚姻几乎不存在，否则所有丈夫都会推卸抚养后代的责任。除非这样的社会已经达成了某种默契，比如指定某个特定的角色代为抚养，这个特定的角色往往是孩子的舅舅。当然，孩子舅舅的孩子也必须由孩子的舅舅抚养。这种复杂的代理关系中间环节太多，必然影响抚养效率，远没有父亲直接抚养更让人放心，所以并没有被推行到全世界，而只在某些地区残存，比如泸沽湖畔的走婚制，舅舅会对所有姐妹的孩子负责。他自己的孩子则交由别人负责，当然他可能根本不知道谁是自己的孩子。

其实男人
并不想要
一夫多妻制

在寒冷的南极海域，太平洋的海水不断越过浮冰，冷漠无情地拍打着大大小小的海岛，然而这种单调的景致并不影响雄性象海豹的热情。身躯庞大，体重可达 4 吨的笨拙大块头们又到了大打出手的时候，那不是普通的玩闹，而是真正的厮杀，皮开肉绽，鲜血淋漓，有的象海豹的鼻子被咬破，甚至眼球都被挖了出来。胜利者只有 1/3 左右，它们伤痕累累，气喘吁吁，然而得到的回报足以抵偿仍在汩汩流血的伤口。大批作为交配对象的雌象海豹正披风斩浪相继赶来，在硝烟散尽之后姗姗上岸。它们此行的任务非常简单：产崽，交配，然后再次怀孕。每头胜利的雄性最少可以得到 20 头雌性，有些霸道的家伙甚至可以霸占 300 头以上的配偶，可谓真正的妻妾成群。

如象海豹这般争夺配偶的竞争是典型的雄性竞争。人类的手法更为高明复杂，然而竞争的本质并没有丝毫改变，都想战胜对手，从而获得更多的交配对象。

雄性总想占有更多的雌性，雌性也总想投靠强大的雄性，二者似乎一拍即合。但一夫多妻也有制约因素，多多益善只是理想状况。制约因素越多，雄性所能占有的雌性数量就越少。通过对一种旱獭的详细研究表明，一头聪明能干的雄性所能享有的理想妻妾数是两到三个，超过这个数目时，就会出现力不能及的情况，生育总数反而会随之下降。同样，雌性也不希望自己的竞争对手太多，当一头雄性占有过多的雌性时，能够分配给每一头雌性的食物资源直线下降，从而影响后代成活率。

两到三个妻妾在古代中国也是一个大致平均的数字，中国人向来有三妻四妾的说法，但那是针对能够占有更多生产资料的阶层而言，比如官僚或地主。由于人类社会的高度发达，使得某些男人有机会占有更多的生产资料，多到动物界难以想象的地步，这时他们当然会竭尽所能地占有更多的女人。

一夫多妻制最大的优势是父权明确。黑猩猩是极佳的反面教材，它们实行"多夫多妻制"，正因为雌性黑猩猩在发情期可以与任何雄性轮流交配，后代的父权极为模糊，雄性黑猩猩根本不知道哪个小家伙才是自己的亲生宝贝，既然如此，它们也就没有必要为后代的生活负责。因此，养育的重任就全部落在了雌性肩上。雌性没法推脱责任——它生下来的孩子必然是它自己的后代。为了更好地养育后代，雌性不得不依赖于其他个体，大家结成群体生活，这样可以彼此有个照顾。而集体生活又进一步强化了群交关系，除此之外，雌性无以为报。这就构成了一个死循环：因为群交，所以要依赖群体；因为依赖群体，所以要群交。黑猩猩至今没能摆脱这个循环的束缚，无法生育更多的子女，部落也一直兴盛不起来。

如果早期人类也按照黑猩猩的模式公开群交，如今的人类就不可能挤满地球。因为直立行走给女人带来了巨大的生育困境，她们必须依靠男人共同抚养后代。要想留住男人，前提就是明确父权，只有男人确切地知道某个女人生下的孩子是自己的后代，他才有可能甘心付出更多的时间与精力。而能让男人放心的有效办法只有一个——建立明确的伴侣关系。在稳定的一夫多妻制家庭中，每一个后代的父权都很明确，凡是可能干扰父权的因素，都要竭力加以剔除。

动物界有一条普遍规律，雌雄两性的身体大小与婚配制度密切相关：凡是实行一夫一妻制的动物，雌雄两性的身材没有明显差异，比如企鹅，我们很难从体形上分清它们的性别；实行多夫多妻制的动物，雌雄两性的身材差异并不明显，所以才有"两兔傍地走，安能辨我是雌雄"一说；凡实行一夫多妻制的动物，雄性的个头则要比雌性的大很多，有的甚至是雌性的数倍，比如雄海象体重可达数吨，而雌海象体重达到六七百公斤就算不错了。人类也是动物，当然遵循同样的原则，男女身高差异清楚地表明，人类曾经实行过一夫多妻制，虽然文明社会通过法律与道德推行一夫一妻制，但仍然难以抹去长期进化留下的烙痕。出现身材差异的根本原因，与两性采取不同的交配策略有关。

先假设一种理想情况，人类实行严格的一夫一妻制，就像企鹅一样，男女比例基本维持在1∶1左右，男人之间的雄性竞争将会因此而大大减弱，他们当然不必维持高大的身材，那会浪费很多能量，所以男人的身高会越来越矮。

女人的情况正相反，由于成年男人大多已经结婚，而且无法再娶第二个妻子；未成年的男人又没有结婚的需要，所以女人没有必要提前成熟，那样并不会帮助她们嫁给一个合适的男人，她们真正需要的是正常发育，以期嫁给与她们发育同步的同龄男人。女人的身体因此高大起来，直到与男人的身高不相上下。

现实是，在一夫多妻制社会中，少数优秀男人占有了大量女人，很大一部分平凡的男人因此一生都不会有女人，他们的基因会从此失传。当然，他们不甘心成为终身处男，所以会积极投入到残酷的雄性竞争中去。在远古时期，无枪无炮，竞争的主要方法就是增加身高，这种进化机制简捷有效，身材矮小的男人无法在竞争中夺得胜利，稍不注意就会被对手踩死，所以矮小基因不断被淘汰。而高个子男人则有能力、有勇气抢到更多的食物，占领更多的资源，因此也有资格拥有更多的女人，陪在他身边的女人起码不至于被饿死，高个子基因于是得到有效扩散。这一进化趋势造成的总体结果就是：矮个子男人越来越少，高个子男人越来越多。

只是身高性状并不能任意发展，还受到很多因素的制约，比如心脏供血能力、营养供给能力等，过高的身体更容易骨折，神经传导也慢，甚至在丛林中高速奔跑时被树枝撞碎脑袋的危险性也大大增加，这都阻止了男人无节制地长高。

那么，女人的情况又是怎样的呢？

在一夫多妻制社会中，女人不需要参与雄性竞争，她们需要的是及早成熟，因而可以尽早嫁给优秀的男人。性成熟越早的女人机会越多，就像闯进了一家免费超市，最先进去的人可以任意选择喜欢的商品。但麻烦在于，女人一旦性成熟，就很快停止生长，成熟越早身材就越矮，她们根本没有足够的时间长到男人那么高。

男女的身高差异，是女人向男人妥协的结果，是女性在进化过程中默许一夫多妻制的证明。

很多男人都在暗中设想过一夫多妻制生活，然而大多数男人都想错了。

如果现代社会仍然采取一夫多妻制，世界首富完全有能力娶一万多个老婆，这意味着将会凭空多出 9999 个以上的光棍，其中极有可能就包括那些幻想过一夫多妻制生活的男士们。现代社会财富分配极度不公，财富大多被迅速集中在少数人手中，如果实行一夫多妻制，后果将更为严重。所以，大部分男人其实是一夫一妻制的受益者，这是板上钉钉的事实。

一夫一妻制
蕴含的
进化玄机

　　人类的男女出生比大致维持在 1 ∶ 1 左右，新生男婴略多于女婴，不过由于种种原因，男孩的死亡率略高于女孩，等到成年以后，只要不出现战争等意外，男女之间仍然会维持 1 ∶ 1 的比例。仅从数学上考虑，一夫一妻制是比较合理的社会制度，那是满足两性交配需求的最低配置。有时一夫一妻制有着最简单的解释，当找不到更多的妻子时，当然只好采取一夫一妻制。这种理想的制度可以保证所有男女都能找到自己的另一半，这大大降低了雄性竞争的激烈程度，是能耗最低的婚配形式。所以，尽管存在一夫多妻甚至一妻多夫现象，但一夫一妻制仍然是人类的主流婚配形式，这个局面是社会经济条件决定的，也是人类的男女性别比例决定的，更是合作抚养后代的终极博弈结果，是人类走向文明的重要阶梯。

　　客观而言，一夫一妻制在动物界非常罕见，就像买股票一样，把所有钱都押在一只股票上肯定是比较冒险的投资。很多动物都明白这样的道理，人类不可能搞不清其中的奥妙，所以一夫一妻制原本是非常奇怪的事情，除非人类能从中得到更多的进化好处。

有人从理论上推测，认为一夫多妻制只能保存更强的基因，而一夫一妻制却可以使人类保存丰富的基因多样性，比如艺术气质和数学才能，以及善良、诚实等性状，都可以得到遗传，从而也保证了人类行为的多样性。而人类行为的多样性正是思想多样性的基础，有活力的社会才能发展出伟大的文明，并最终使人类摆脱强者为王、赢家通吃的动物时代，为道德和文化打下坚实的基础，文化的进步反过来又促进了一夫一妻制，这才是人类上升的重要通道。

由此得出的结论是，总体而言，一夫多妻制对个体有利，而一夫一妻制对社会有利，可以为更多的人提供更好的发展空间。这种逻辑虽然美好，表达的却是群体的长远利益。问题是站在纯粹的进化论角度来看，自然选择往往以个体为单位，而且只考虑眼前利益，从不考虑将来会怎样，任何进化都没有理由为未来社会做出周全的安排。所以，保存基因多样性并不能成为一夫一妻制的重要理由，也不足以成为驱动一夫一妻制的根本动力。真正的进化动力必须对自然选择做出最直接的反应，其中不存在任何计划性和预见性，或者为群体利益着想的道德感。基因多样性和文明的进步，只是一夫一妻制的结果，而不是原因。

另一些激进人士认为，人类实行一夫一妻制是错误的选择，只有一夫多妻制才是应对自然选择的有效策略，激烈的雄性竞争有助于筛选出更加强大的胜利者，得到的后代也更加优秀，而一夫一妻制似乎无法起到这种筛选作用。这一观点似乎被野外观察所证实，许多实行一夫一妻制的动物都面临着灭绝的危险，由此有人得出这样的结论：文明社会实行一夫一妻制可能并不符合自然选择的需要。

必须指出的是，一夫一妻制并不完全是人为力量干涉的结果，而是同样受到了自然选择的影响。任何人为的意图如果与自然选择相违背，都必然会遭到自然选择的惩罚。自然条件下实行一夫一妻制的动物更容易灭绝，可能只是假象。几乎所有实行一夫一妻制的动物都面临着相似的困境，一是食物资源贫乏，二是后代抚养困难，它们正是实受到这两条因素的制约而实行一夫一妻制。也就是说，濒临灭绝并不是实行一夫一妻制的结果，而是导致一夫一妻制的原因。一夫一妻制是应对环境变化的重要措施，是挽救濒危物种的重要途径，而不是罪魁祸首。一夫一妻制仍然存在雄性竞争，他们必须竞争才能得到更优秀的雌性。更重要的是，雌性也因一夫一妻制而陷入激烈的雌性竞争，这是一种双倍的竞争，是比一夫多妻制更具有活力的婚配制度，在相同身体条件下和相似的环境中，必然带来更高的遗传回报。

在鸟类那里，多年的一夫一妻制还能带来意外的好处，因为不必为追求配偶和筑巢而烦心，双方都可以将精力投入到交配工作中去，所以能更早产蛋，并且产下更多的蛋。顺利生产并组成了幸福家庭的鸟类，寿命也更长，实行一夫一妻制的鹦鹉甚至可以活到八九十岁。当然，我们无法询问鸟儿是否幸福，衡量的标准是它们产蛋的数量和后代的成活率。一般而言，我们应该这样理解：子孙成群的鸟儿就是幸福的鸟儿。

我们可以从灵长类动物南美绒猴那里进一步领悟一夫一妻制蕴含的玄机。亚马孙丛林中的南美绒猴是世界上最小的猴子，成年绒猴只有人的手指长度那么高，体重比一个鸡蛋还轻。当南美绒猴被人捧在手中时，它会如同孙悟空在如来佛的指掌间来回跳跃般上蹿下跳。正因为身材太小，所以南美绒猴面临着与人类相似的生育困境，它们细小的产道很难产下大小合适的婴儿，只得采取一个非常巧妙的策略——把胎儿一分为二，生下两个较小的胎儿，每个只有花生米般大小，这样就可以避免分娩困境。如此一来，它们的后代与人类婴儿一样，都需要长期的精心抚养才能成活。但因为身材太小，雌性根本无法承担额外的能量消耗，所以只在哺乳时才会抱一抱孩子，其他时间则做起了甩手掌柜——它们必须节省能量以生产更多的奶水，因此雌性有理由"偷懒"。这给雄性施加了强大的压力，如果它们也偷懒，它们的孩子就完蛋了。为了养活后代，雄性不得不放下大丈夫的架子，用心担当起好父亲的角色，做个不折不扣的模范丈夫——它们对后代的照顾可谓无微不至，除了不能喂奶，基本什么都做。两个孩子已经够它们折腾的了，雄性不可能同时养活更多的孩子，这也就意味着它们没有必要也没有能力寻找更多的雌性，所以，这种奇趣的小动物只能实行严格的一夫一妻制。是生育方式决定了婚配制度，而不是婚配制度决定了生育方式。或者说，是濒临灭绝而采用一夫一妻制，而非一夫一妻制导致灭绝，这是理解一夫一妻制的重要逻辑。人类面临的生育困境与南美绒猴的非常相似，因而也必须采取相似的婚配制度，否则将无法成功养活后代。这些才是构成一夫一妻制的进化基础。只有存在进化基础，彼此忠诚才有生物学意义，人类的种种美德才有科学依据。

出于食物资源竞争的领地防御行为，也是制约一夫一妻制的重要因素，就是雌性醋劲太大，好斗性极强，根本容不下另一只雌性的存在，所以雌性必须分开，只好以一夫一妻为主。这是解释灵长类一夫一妻制的经典模式。南美绒猴虽然个头不大，但发起脾气来也会乱撕乱咬、乱摔东西。真正的吃醋代表是长臂猿，雌性之间的肉搏战足以让旁观的雄性永远放弃左拥右抱的想法。人类当然也不示弱，在实行一夫多妻制的古代社会，男人要为每个小妾准备一个房间，否则家庭就会变成粉妆战场。

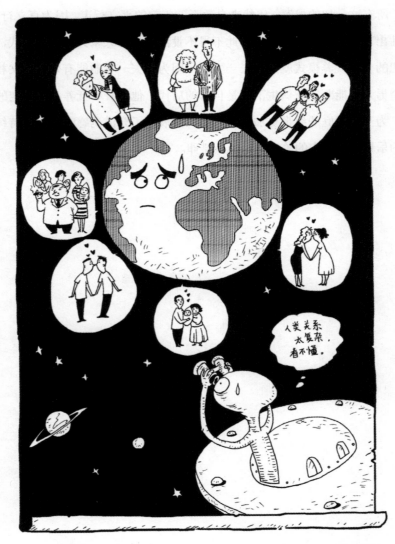

▲ 最理想的合作抚养模式就是一夫一妻制，因为一夫一妻制能有效确定父权，每个男人都能断定配偶生下的是自己的后代，他们甘心抚养身份确定的孩子。

　　所有这一切的根源，仍然来自数百万年前的直立行走。因为直立行走，女性出现了生育困境，她们因此不得不设法留住男人来共同抚养后代，最理想的合作抚养模式就是一夫一妻制，因为一夫一妻制能有效确定父权，每个男人都能断定配偶生下的是自己的后代，他们甘心抚养身份确定的孩子。为了使家庭的纽带更加稳定，女人发展出了充满诱惑的身体和持续交配的乐趣，而其中的关键正是隐蔽排卵。

爱情也是
一种生物
性需求

婚配制度与后代成熟快慢之间也有一定的关系。结果影响原因似乎是不可能的事情，但其逻辑却异常清晰：后代越是早熟，雄性就越容易腾出手来外出寻花问柳。所以，后代早熟型的动物必然远离一夫一妻制。那些一出生就可以独立打天下的动物，它们的父母当然没有理由天长地久地待在一起，因为缺少长相厮守的情感纽带。单靠母亲就可以养活的后代对婚配制度具有同样的影响，它们都不足以成为维系家庭关系的核心。只有成熟较晚，同时又需要父母共同照料的后代，才是家庭生活的重要内容，它们成长的时间越长，家庭关系就越坚实。

由于生育困境的影响，人类的后代依赖父母的时间最长，所以晚熟现象最为典型，对婚配关系起到了直接作用。稍有责任心的男人都知道，至少要把孩子抚养到成年才能离开家庭，但往往到了那时，他们早已失去了当初的雄心壮志。这就是很多男人感慨"身不由己"的由来，他们被困在自己设置的围城中不能自拔。

针对抚养后代造成的困局，雄性的解决之道是争取更长的寿命，在后代成年以后仍然存在寻花问柳的机会。但做到这一点并不容易，因为寿命与生殖之间存在着巨大的矛盾。一般而言，生殖越早，死得也就越早。有一种雄性螨虫在母亲肚子里就开始和姐妹们交配，结果刚出生就死了。似乎生殖才是生物的终极任务，生存只是达成这一任务的途径。问题是具体到某一生物时，它们无不千方百计地延长自己的寿命，完全不爱惜生命的物种必然遭到自然的淘汰，那样也就无从谈起生殖。所以，寿命在生存和生殖这两大任务之间形成了某种博弈。更早的生殖和更长的寿命，是所有生物面临的两大选择。折中方案是尽量推迟生殖时间，自觉实行晚婚晚育。当然，这不是由社会舆论或法律决定的，而是由生物内在的发育机制决定的。当雄性有足够的生长时间强化身体时，也就意味着有强大的力量战败更多的竞争对手。

男人是推迟生殖的典范，当很多哺乳动物不到 1 岁就迫不及待地开始交配时，男人却把可交配的年龄推迟到了 10 岁以后。与男人热衷于推迟性成熟相对应，女人有着相反的表现，她们更倾向于提早性成熟，因为她们是性选择游戏中的选择者，早熟明显有利于获得更优秀的男性，这就是先下手为强原则。

男性倾向于推迟生殖年龄，女性倾向于提前生殖年龄，这就是两性二熟现象，是自然选择和性选择双重作用的结果。这一结果导致在人类的婚配实践中，出现了女人比男人年龄小的普遍现象，事实上强化了女性对男性的依赖，由此也出现了典型的情感专一现象，用文学语言表达就是：忠诚与爱情。

现实的问题是，如果女人身体进化的目标是为了拴住男人，那么她该如何拴住特定的男人，而不是每晚拴住一个不同的男人呢？这涉及男女双方为什么会彼此忠诚，特别是没有完成生殖大业的青春期男女，一旦坠入爱河，确实有为了对方死去活来的故事发生——罗密欧与朱丽叶、梁山伯与祝英台，都不是凭空编造的神话，而是某种世俗现象的写照。

但只爱上确定的某人，不等于画地为牢吗？天涯何处无芳草，何必抱定一株死？

除了人类豢养的宠物，很少有动物像人类这样对另一个体如此难分难舍，其根源正是直立行走所带来的生育困境。早产的婴儿不得不长期待在母亲身边，所以必须进化出相应的生化机制，对母亲产生深深的依赖，从感情上再也难以离开母亲。当不得不离开时，就必须找一个人来填补情感空缺，这个人当然就是未来的人生伴侣——人类通过延伸的依赖性强化了配偶关系。

现已证明，人类的大脑在适当激素的刺激下，确实会产生情感专一效果，此类激素被统称为爱情激素，其中包括我们熟知的多巴胺和内啡肽等小分子物质，它们是人类情感生活的小小黏合剂，也是爱情专一性的生物学基础。

对于一夫多妻制社会，爱情并非不可或缺，因此妻妾往往可以买卖。一夫一妻制则不然，恋爱行为在本质上可以起到交配前选择的作用，那样就没有必要再进行盲目的精子战争，或者说应该避免乱交。所以，恋爱阶段会不断刺激身体分泌催产素，进而激励大脑中的奖励系统，恋人的关系可因此得到强化。双方在交往阶段爱闹小脾气也是重要的相处策略，那是对恋人个性的反复探底，其作用类似于动物的打闹游戏，一旦婚后真正出现了矛盾，就可以用类似的方法加以解决，而不是直接提出离婚。事实上，小打小闹对维持稳定的夫妻关系至关重要。

恋爱时，人体内的睾酮（睾丸激素）含量会发生奇怪的变化。坠入爱河的男性，其体内的睾酮含量将急剧下降，而女性体内的睾酮含量则会明显上升。也就是说，恋爱中的男人一定程度上出现了女性化趋势，女性则呈现出男性化倾向。这使得男人更加善解人意，容易讨好女人，女人则容易冲动以便驱赶情敌。双方性格互补，更有利于建立持久的伴侣关系，彼此也更加忠诚，这就是一夫一妻制的激素保障机制。

为了确保婚配制度不受干扰，南美绒猴也进化出了激素保障机制。当出现意外的雌性诱惑时，光棍雄性绒猴体内的睾丸激素水平会迅速升高，而已婚的雄性绒猴则毫无反应，从而在激素水平上保证了一夫一妻制不会轻易崩溃。人类也有类似的生化反应机制：单身男人面对桃花运时，睾丸激素水平也会迅速升高，但已婚男人的反应就不是那么明显，不过仍没有达到雄性绒猴那样凛然不为所动的程度。有贼心没有贼胆正是已婚男人的真实写照，他们必须衡量瞬间冲动可能引发的严重后果。

这种生化机制事实上是对男人的保护，见到谁都蠢蠢欲动的男人当然不会有好下场。中国人有句古话"朋友之妻不可欺"，正是类似的机制在起作用。研究人员发现一个有趣的事实，某个男人面对朋友的妻子时，睾丸激素的分泌水平并不会出现明显升高的迹象，因为那些见了朋友妻子就垂涎三尺的色狼早已被他们的朋友手刃于床下了，活下来的当然就是能控制自己欲望的男人。他们向来对江湖古训奉若圭臬，这是道德层面的自然选择。人类的道德并不是有意设计出来的，而是血淋淋的自然选择淘汰出来的。

为了强化专一性情感关系，人类还发展出了形态各异的容貌，每个人的容貌都各不相同，这在哺乳动物中极其罕见——你突然看见一群狗时，会很难区别其中谁是谁，因为它们的面相看上去都差不多。一群雪白的兔子就更难区分了。而人与人之间的容貌区别明显而稳定，就算两个人分别十年，还是有可能在人群中认出对方。这一切都得益于人类的脱毛现象，面孔因而变成像素清晰的二维码，扁平的面孔扫描效果更好，所以人脸比其他所有灵长类动物的脸部都要更加平整。

彼此正确识别是稳定配偶关系的重要能力，这样女人才能知道当晚打猎回来的是她的丈夫而不是路人甲；男人也会因为看到自己心爱的女人而倍感温暖，而不是随便看到莺莺燕燕都会傻呵呵地献出自己的财物。

面孔记忆能力由基因决定，如果发生了相应的基因突变，患者将记不住任何面孔，这听起来让人匪夷所思，却是真实存在的病况，医学上将这种情况称作"面孔失认症"。可以想象，如果一个人记不住任何亲人朋友，他还有可能组织起一个稳定的家庭吗？民间俗称的脸盲，其实是面孔失认症的轻度表现，他们看电视时记不住角色，好在对身边的亲人朋友仍有识别能力。

不断看到并记忆熟悉的面孔还会增强忠诚度，这就是所谓的屡见效应。我们容易喜爱熟悉的东西，接触的时间越长，喜欢的程度就越深；就算反复观看某个无意义的符号，我们也会慢慢喜欢上这个符号，即便这个符号本身并没有任何含义。

当符号换成面孔时，效果同样存在。我们经常看到配偶的面孔，也就会越来越喜欢这张面孔。所谓情人眼里出西施，因为情人接触同一张面孔的时间比接触别的面孔的时间更多，所以凝视对方的面孔是爱的表现，本质是为了努力记住对方并更加喜爱对方。由此形成了良性循环，接触越多，喜欢越深，彼此的关系就更容易得到强化，忠诚的程度也就越高。

　　一夫一妻制这种简洁明了的婚配制度，使得大家都不需要枉费心机去吃醋猜测。从理论上来说，你的后代就是你的后代，你无可推托，你必须负责。但时刻不要忘记，男女关系注定是双向防卫系统。男人在被女人紧紧拴住的同时，也必须拿出极大的诚意来感动女人不要红杏出墙，否则头顶绿云翻滚倒是小事，花费巨大的时间和精力来养育别人的孩子才是大事。为了避免这种悲剧，男人也需要讨好女人。

　　男女双方为维系稳定的配偶关系，在相互讨好与相互提防的双重作用下，彼此都变得越来越性感，猥琐与丑陋很难找到市场。人类就这样与其他动物分道扬镳，慢慢变成了现在的模样：高昂的头颅、光滑的皮肤……人类的配偶关系就此成了动物界的一朵奇葩。正是这种稳定的配偶关系，推动着人类不断进步，最终走向文明，并由此而长盛不衰。虽然文明偶尔会给人类带来伤痛，甚至使得大规模屠杀成为可能，但文明之花仍将在废墟之上一再绽放。

　　人为什么不长毛？人的肤色与阳光有关吗？人的脑袋为什么那么大？女人为什么隐蔽排卵？人类为什么实行一夫一妻制？追溯这一切的根源，竟然全部源于数百万年前的直立行走。直立行走使得人类具备了长途奔跑能力，为了散发奔跑产生的过多热量，人类脱去了满身毛发，露出了光滑的皮肤，显示出不同的肤色。我们通过狩猎获得了更多的营养，进化出了更大的脑袋，却给女人带来了前所未有的生育困境。她们为了解决抚养后代的问题，不得不发展出隐蔽排卵和持续发情的策略，从而留住男人和她们组建家庭。男人和女人通过不断的博弈，最终选择了现今最重要也是最普遍的婚配形式——一夫一妻制，正是这一婚配制度，为人类文明的萌芽和发展奠定了坚实的基础。

可以看出，人类几乎所有的生物学性状都不具有独创性，那些生物学性状在其他动物那里都不同程度地存在着，但很多动物只是拥有一些零散的能力和琐碎的片段，比如有的直立行走、有的隐蔽排卵、有的存在生育困境等。这些片段并没有汇聚成奔向文明的滚滚洪流，所以它们仍然停留在动物层次。只有人类，在短短数百万年的进化过程中，在直立行走的触发下，以雷霆万钧之势积聚力量，终于被自然选择之手塑造成了万物之长，成为自然界唯一具有文明精神的动物。

文明是人体进化的必然结果，也是人体进化的文化延伸，最终成为引领人类进化的另一种重要力量，这种力量以不可思议的力度推动着我们不断成为真正意义上的人，使得人类得以不断对抗自然选择的盲目驱动，进而通过法律与道德持续约束人们的诸多行为。这些制约因素所产生的新的进化压力，不断塑造着人类的未来。而这一切都与数百万年前人类迈出直立行走的第一步有着千丝万缕的联系。

回首人类走过的艰难历程，可以这么说，文明的进化与发展才是直立行走的终极目标。

进化论是进化论，
生活是生活

《《《《《《《《《《《《《《《《《《《《《《《《《《《《《《《《《《《《

　　为了支持达尔文的进化理论，赫胥黎（Thomas Huxley）于 1863 年出版了《人类在自然界中的位置》，从解剖结构上论证了人类与黑猩猩等灵长类动物存在密切关系，一棒子把人类打进了动物王国，从此人们可以从动物学视角解读人类行为。这一结论在当时的英国引起了强烈轰动，一位虔诚的女教徒曾不知所措地说："我的上帝，让我们祈祷这不是真的。如果真是这样，我们希望没有更多的人知道这件事。"

　　与此类似，100 多年后，英国著名进化论学者道金斯（Richard Dawkins）出版了《自私的基因》，书中大量使用隐喻和拟人的写作手法，并暗示利他行为的本质只是一种伪装，本质动机是基因驱使的自私行为。这种道德暗示让很多人感觉不安，有些生物学者也表示不能接受，很多人感觉这本书让他们的精神受到了创伤，道德世界似乎因此而轰然崩塌。道金斯本人对此感到非常无奈，他认为《自私的基因》一书的核心是讲述基因行为，而非描述人的心理和情感状态。如果把书名改为《无私的个体》，可能造成的误解要少很多，但那又很难表达理论的精髓。

其实，进化论从诞生以来，就一直蒙受各种误解，不断遭到指责。很多人相信进化论对道德和伦理观念具有强烈的冲击作用，人类文明将因进化论而沦丧。可事实却是，自《物种起源》出版以来，西方并没有出现明显的道德滑坡，倒是很多存在道德瑕疵的人根本不懂进化论。尽管进化论从来都不是心灵鸡汤，但也绝不是道德毒药。

对进化论的误解，一方面是因为没有掌握理论的本质，那需要长时间的思考和学习，是漫长的知识积累过程，很难在短期内解决，所以误解不可避免。特别是进化论介于社会科学与自然科学之间，内容博杂而深奥，存在大量思辨空间，看似非常容易理解，几乎每个人都懂得其中的原理，然而事实并非如此。就连进化论的另一位先驱华莱士 (Alfred Wallace) 和达尔文之间也存在巨大的理解偏差，两人关于性选择的观点几乎到了水火不相容的地步，达尔文为此只好仰天长叹："误解的力量太顽固、太强大了。"因乳糖基因操纵子模型而获得诺贝尔奖的生物学家莫诺 (Jacques Monod) 对此深有体会，他评论说："进化论的麻烦在于，每个人都自以为理解它。"哈佛大学的进化论大师迈尔 (Ernst Mayr) 也曾感叹说："自1860 年以来，没有哪两个作者对达尔文主义的理解完全相同。"由此可知，对进化论的误解不但存在，而且将长期而广泛地存在。

在进化论科普写作过程中，我不可避免地要运用一些常用的修辞手法，比如隐喻和拟人等。书中提到的"冷落理论"，就是典型、省事的隐喻性表达方式。我无意证明男人真的冷落年老的女人，那主要指的是一种概率和趋势，而不适用于具体的某对夫妻。事实上，在现代社会，进入更年期的夫妇仍然可以保持较高频率的性生活，不过与年轻人相比，较为年长的夫妇的性生活次数无疑是下降了。要想把这个事情说清楚，可能需要一大段枯燥的文字，但用"冷落"这个词却能起到非常简洁的表达效果，读者可以借此迅速理解作者想要表达的意思。在阅读进化论的文章时，读者必须适应此类不够精准但有助于理解的词汇。作者并不抱有任何性别歧视的观点，过去没有，现在没有，将来更不会有。

所以，阅读进化论科普作品，读者首先要容忍并理解隐喻的手法，特别是女性读者，不要轻易被诸如冷落、风骚之类的措辞所激怒。比如"女性为了拴住男性"这样的句子，本意并不是说具体某个女人真的有意识地在做这种事情。这种表达就像是说"植物为了得到更多的阳光"一样，植物本身并没有清晰的意图，可是这种形象的说法很容易被理解，而且表达的结果是正确的，因为植物确实需要更多的阳光，就像女人确实想要得到优秀的男人一样。

另一个理解要点是正确把握时间尺度。比如随便一句话，"有了工具的人能吃到更多的肉食，身体也更加强壮"，看起来轻描淡写，其实是极其缓慢的进化过程。几乎所有生物性状的出现和稳定都是长期进化的结果，可能需要几万年甚至几十万年的变异和扩散，但我并不想用一大堆诸如侏罗纪、三叠纪这样的名词来形容黑暗的时间隧道，就算读者确切知道到底有多少万年，也并不能真正体会那些数字的真实含义，因为我们的生命只有短短数十年，我们只要知道时间非常久远就好了。同样的道理，当提到男人出于雄性竞争的需要而不断增加身高时，肯定都是相当漫长的过程，绝非一夜可以实现。

　　理解人类性状的多样性也同样重要。本书中提到的某些性状往往是主流性状，比如说女人喜欢身体更加强壮的男人。不可否认，有些女性也确实喜爱文弱的奶油小生。生物多样性是进化论的重要视角，这个世界只有某种特定的性状是不可想象的事情，而且也不可持续。如果所有男人都只喜欢一种女人，竞争将变得异常激烈。所以，会有女人喜欢矮个子男人，也会有男人喜欢皮肤不是太白的女人，他们称之为黑珍珠。此外，如同性恋、虐待狂等，都属于非主流的多样性范畴。

　　但在具体每个性状的多与少之间，我们只能泛泛带过，本书很少列举枯燥的统计数字。不过读者应该明白，很多生物性状都是概率性事件，比如说男人比女人更高，或者说女人比男人更白，都是在大样本统计的基础上得出的结论。如果你的邻居出现了相反的情况，或者你女朋友的身高超过了你，都不能否定这些结论。

　　另外必须指出，尽管本书努力尝试用文学性的语言表达科学的问题，可两者毕竟不是一个领域，所以存在大量叙述方式的隔阂。文学语言中可以出现"当我想你的时候，你不在身边；我最需要你时，你已走远"这样温暖的句子，生物学者就很难写得如此肉麻，如果改成"当我发情的时候，你不在身边；我想交配的时候，你已走远"，又明显缺乏小资情调。这些都需要得到读者的谅解。读者应该不断提醒自己正在阅读的是科普作品而非文学作品，这样就会对作者的行文水平有起码的宽容。

　　需要提醒的是，不必因为读了这本书就自以为洞察了人生，其实社会复杂依旧。我们需要的只是从容的生活态度，从而可以轻松悠闲地看待人生。你还应清楚地知道，文章中出现了大量有关性爱方面的讨论，那并不是什么生活小贴士，也不是心灵鸡汤，更不是上床指南，只是单纯的进化论知识。你不必在每次恩爱之前都考虑对方出于什么进化目的，你又能得到多少遗传回报，或者对方受到了什么激素的驱使，更不要因对方睾丸太小或者乳房太平而产生这样那样进化方面的疑问。只要两情相悦，你们在一起享受发自内心的快乐，那就已是自然选择的重要目标。至于具体的科学机制，不必在意太多，也不要每次都把自己当成进化论的实验样本，那样实在是太多虑了。就像穿上一件棉衣会感觉温暖，却没有必要去追究棉衣的保暖机制到底是什么，你只需要享受这种温暖就可以了，那就是生活。

我的建议是，进化论是进化论，生活是生活，如此而已。你只需要开心就好，本书只是开心生活的一道甜点。

最后还要强调一点，进化论科普写作的困难在于，作者首先必须设法让非专业读者能看进去，让不懂的人也能看懂，至少装作能看懂，所以尽量不出现过于密集的专业词汇。为实现这一目标，我一直努力避免罗列专业词汇和原理曲线图之类的原始材料。我的原则是，能用文字说清楚的问题，就决不借用其他表达方式，并始终坚持把趣味性放在与知识性同等重要的地位，否则大家还不如去读论文。我给自己定下的标准是，最好使读者每读一页都能发出一次会心的微笑，当然这只针对具有良好幽默感的读者而言，不然就算我直接去搔读者的脚心恐怕也无济于事。只是注重可读性的同时，严谨程度就要受到一定损失，所谓鱼与熊掌不可兼得。但只要能真正享受到智慧的乐趣，这点儿损失应该是可以接受的吧。

我私自把科普写作分为两类，即软科普和硬科普，两者都是为了让读者了解相关的科学知识，不过表达途径完全不同。硬科普几乎就是论文的翻版，写作过程非常严谨，重要的知识点都要说明来源，或者直接引用参考文献，或者标明"某某博士在某某杂志上发表的某某论文指出"。这种表述虽然看起来很上档次，距离可读性却有一段不小的间隔。

本书在写作过程中数易其稿，我为此至少阅读了几百万字的论文和专著。把相关知识点罗列出来、编出号码、一一标明出处并不是什么大不了的事情，但那必定会影响可读性。否则叙述得正流畅时，突然像钉钉子一样强行插入一个参考文献编号，肯定就像一碗煲得恰到好处的八宝粥却被撒进一把坚硬的沙子，那无论如何都会让人感觉不舒服。

当重视可读性而弱化严谨性时，硬科普就变成了软科普。我更倾向于文章的流畅性和幽默感，让人读来如行云流水、趣味盎然，这样的文章和作品更容易获得读者的喜爱。而且我认为软科普的写作对知识的宏观把握能力要求更高，因而写作难度更大，只是需要和读者达成这样一个协议：你读我的文章，最好相信我介绍的内容，虽然不一定完全正确，但也绝对没有信口开河，每个知识点基本都有坚实的研究基础。当然你也可以选择不相信我，那就索性当作八卦娱乐消遣好了，至少可以作为茶余饭后的谈资——很多人都不知道女人为什么会比男人更白——而吹牛是不需要提供参考文献的。如果你在唾沫横飞的时候，突然指出这个知识点出自《自然》杂志某某卷某某期某某页某某行，对面的听众肯定意兴阑珊，随即哄然散去。

本书的写作风格就是我看待进化的态度。进化并不总是冷漠的、中性的，或板着脸孔的适者生存，有时也会很温暖，充满了色彩和趣味，它可以作为生活的朋友，让生活变得更有意义。文化、宗教、信仰、道德等这些生活的调味剂，都只是进化的产物。人类社会成为现在这个样子，有关爱、有忠诚、有幽默、有勇气，有时还有愚蠢，所有这些都是进化的结果，只是其中的科学逻辑还没有被充分挖掘。

　　本书最后虽然涉及文化进化，但限于篇幅而没有充分展开。在我看来，文化现象类似于生命现象，也接受自然选择的考验。文化传播的过程就是不断选择的过程，相似的文化会抢占相同的生态位，适应环境、有利于传播的文化必将处于优势地位，否则就会遭到淘汰。比如尊老爱幼的文化观念，会在各种人类社会不断得到认可。有些人在文化的影响下，并不在意能传下多少基因，而更在意能否青史留名。这是一种与人体进化平行的进化途径，最终成为自然选择和性选择之外的第三种驱动人类进化的重要力量，那就是文化选择——对文化做出选择，同时也对人类的行为做出选择。那是另一个复杂而奇妙的进化历程，其意义将不弱于人体进化本身，其综合作用的结果将不断驱动我们摆脱动物性的约束，最终成为远离庸俗趣味的真正意义上的人。

　　在进化的那一端，人类的未来，或许真的不可限量。

2015 年 2 月，乙未春节

定稿于安徽凤阳